U0280039

心理剧疗法

[英] 保罗·威尔金斯 著

余渭深 译

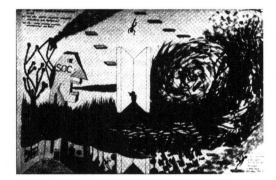

重庆大学出版社

丛书序

　　创造性疗法系列是由保罗·威尔金斯主编，引入和探索了一系列艺术疗法，为学员和医师们提供了理论和实践的全面概述。本套丛书借助案例来说明其中用到的方法和技巧，生动且详细地介绍了如何在治疗实践中运用富于创造力的艺术。

　　　　　　　致我的父亲，阿尔弗雷德·威尔金斯

作者自序

心理剧是一种以表演为治疗形式的心理疗法，它有特定的语言和结构。为方便读者理解，我用它的语言和结构来编写我的这本书。章节的排序及标题大致反映出了心理剧的概念和实施方法。一般来说（除了第一章和最后一章分别讲述的是心理剧的基石和起源，以及对心理剧批判性的评价），每一章的标题都依照标准的心理剧的形式。在心理剧正式开始之前需要搭建它的场所，因此第二章（布置舞台）讲述了心理剧实践中的思想和基本技巧。第三章主要内容是"热身"，它是心理剧表演之前的必要环节。第三章还讲到了心理剧实践的准备部分。第四章反映了心理剧的场景设定，其中，主角（或在表演中扮演关键角色的人）与导演合作，用道具或人来搭建心理剧的舞台或实体环境，作为接下来的表演背景。

这一章还讲述了如何向团体成员介绍心理剧形式的方法。

一般一个传统的心理剧至少有三幕。相应地，第五章、第六章和第七章的标题分别是"第一幕""第二幕"和"第三幕"。第五章讲述了成员相遇的过程、心理剧的热身以及如何确定主角和选择导演。这一章还展示了主角和导演如何搭建场景，以及组员们如何在剧中扮演角色。第六章讲述心理剧表演是如何展开成许多幕，直到终结。第七章讲述心理剧的结尾部分，包括"分享"（一个主角与团体重新连接的过程，团体成员叙说他们与主角共有的感想和体验）以及完结式。

第八章的标题是"分享"，其中"分享"的是我所知的心理剧的专业背景，叙述了这种方法的配套基础设施、培训的信息、如何成为职业心理剧医师、如何加入心理剧团体以及如何更多地了解心理剧。正如前文提到的，第九章提供了对心理剧批判性的见解。标题"审视"取自心理剧培训的最后一个环节，在这个环节中学生导演的作品会受到来自培训师和同伴们的批判性评价。在这一章，我还讲到了心理剧的研究以及对于心理剧的抵制和批判。

致　谢

　　我要感谢詹尼·比昂卡迪（Jenny Biancardi），她让我学到了很多东西，我还要感谢玛西亚·卡普（Marcia Karp），如果没有她，心理剧在英国不会取得现在这样大的发展。她们都对这本书的创作起着关键作用。也同样感谢我的朋友简·科斯塔（Jan Costa）和弗朗西斯·麦克唐纳（Frances McDonnell）对本书的审校和修改。我要感谢所有帮助我成长为一名心理剧疗法治疗师的人，包括我在英国心理剧协会的同事和我的心理剧培训团体中的伙伴们。最后特别感谢纳丁·利特戴尔（Nadine Littledale），玛利亚·拉姆斯登（Maria Lumsden）和本·史密斯（Ben Smith）。

CONTENTS

目 录

1　　第一章　起源地，母体与初生态：心理剧的诞生

30　　第二章　设置舞台：心理剧的工具与技巧

57　　第三章　热身：奠定心理剧实践的基础

72　　第四章　设置场景：演出开始

95　　第五章　第一幕：开始行动

125　　第六章　第二幕：演出开始

147　　第七章　第三幕：演出结束

166　　第八章　分享：心理剧的大背景

179　　第九章　审视：批判性地看待心理剧

194　　附录1　心理剧术语表

198　　附录2　推荐阅读

201　　参考文献

第一章　起源地，母体与初生态：心理剧的诞生

注释

心理剧的语言中包含许多不常见的术语。其目的不是用专业术语来迷惑非专业人士，而是使表述更加准确。其中有些术语反映了心理剧的诞生源于戏剧表演，有些术语的出现是因为现有的词汇无法准确表述，还有些来自于创始人莫雷诺（J. L. Moreno）的教育和背景。大多数情况下这些术语都在文中给出了定义（不一定是该术语首次出现的时候），不过附录1的心理剧术语表也会对读者大有帮助。当术语表中的词语首次出现在文中时，会以粗体样式加以区分。

案例素材

心理剧强调"不要说，给我们看"，它是我写作这本书的

重要思想，因此书中会大量使用来自实践的案例和说明。这些案例用楷体字标出。尽管这些案例都来源于实践，但为了尊重参与者的个人隐私，每个"病历"都在某种程度上进行了改写或虚构。人名、地名、细节和内容可能被修改，但整体过程没有变化。

> 心理剧的场景来自过去、现在或未来，或许真实，或许虚构，通过表演来促进个人的成长与治愈。
>
> （出自一个心理剧团体的宣传刊物）

本书讲述的是一种特别有效的心理疗法——心理剧。心理剧的故事，也是那些参与心理剧创始、发展、传播的人的故事。心理剧疗法的鼻祖是雅各布·利维·莫雷诺（Jacob Levy Moreno，1889—1974），正是他多彩的生活、经历和与众不同的方法孕育了心理剧以及与之相关的学科。也许提到心理剧，莫雷诺会是这个故事的**主角**，然而还有许多人在其中扮演了重要角色——他们每个人都是故事的**辅角**（当然也是子情节中的主角）。

哲卡（Zerka）是莫雷诺晚年的伴侣，和他一起创作了一些关于心理剧的经典文本。在她进入九十岁高龄时，仍积极地投身于心理剧的理论与实践的发展中。亚当·布莱特尼（Adam

Blatner）是另一位重要的美国心理剧专家，写过一些经典的心理剧文本（例如，Blatner，1971，1997 和 Blatner with Blatner，1988）。安妮·舒岑贝尔（Ann Schutzenberger）把从莫雷诺那儿学到的东西带回法国，并且将这方面知识和其他学科相结合，提出一些新的思考，这些思考来源于她对一些癌症患者的传统分析。

虽然之前已有人在此方面作出过努力［迪恩（Dean）和多琳·艾丽法尔（Doreen Elephery）每年组建两到三次训练团体，莫雷诺自己也曾在 20 世纪 40 年代的伦敦莫兹力医院做过演示］，但玛西亚·卡普（Marcia Karp, 1988：45-50）才是将心理剧和心理剧训练方法带到英国的最大功臣。马克斯·克莱顿（Max Clayton, 1988：66）认为希瑟·麦克林极大地促进了心理剧在澳大利亚以及新西兰的发展，并使那个区域成为了社会剧的大本营。南美也是心理剧舞台上一颗耀眼的明星，巴西的心理剧专家数量最多，除此之外，达米诺·布斯托斯（Dalmiro Bustos）和莫妮卡·左拉提（Monica Zuretti）（均来自阿根廷），也作出过重要贡献。琼·阿尔（June Hare, 1988：51-58）在以色列也进行过心理剧的写作，皮特·菲利克斯·凯勒曼是以色列地区的又一重要人物。他是 1996 年在耶路撒冷召开的国际心理剧会议的关键人物。在欧洲大陆，瑞典的达格·布罗姆奎斯特（Dag Blomkvist）与芬兰的马丁·林德奎斯特（Martti Lindqvist）被视作心理剧的元老级人物。

其他心理剧专家承袭了莫雷诺的思想和实践，将此与心理疗法的其他领域相结合。保罗·霍尔姆斯（Paul Holmes，1992）写到过客体关系理论与心理剧，同时阿伦森（Aronson，1991：199-203）则将心理剧和精神分析团体疗法相结合。安东尼·威廉斯（Anthony Williams，1991）记述过将系统论和戏剧动作相结合，詹尼·比昂卡迪（Jenny Biancardi）从以人为本的角度出发，大力发展心理剧的实践（参见威尔金斯，1994a，1994b）。

他们中的每个人（包括书中其他地方提到的）都曾为并且还将继续为心理剧的发展作出贡献。心理剧的故事是他们的故事。他们都对心理剧撰写过相关著述，并且导演过或者参与过其中每个人的故事。没有实践者、理论家和参与者的自发性和创造性，就不会有心理剧的诞生。

心理剧是什么？

一些心理剧专家说：

（心理剧）是一种运用表演技巧的团体心理疗法的形式。团体成员不是坐在椅子上围成一圈来探讨生活和面临的问题。生活被活生生地带进房间里，并通过团体内成员扮演剧本角色

演绎出来。这个过程丰富、活泼而且有趣。问题的解决方法也由组员的创造性和自发性得出。（霍姆斯，1992：6-7）

（心理剧的过程）一个团体进行的表演，是一种以移动的视角观察一个人的生活的方式。这种方式可以观察到在特定的情境下所发生的事件和没发生的事件。尽管有人可能想表演过去或者未来的一些事，但是所有的场景都发生在现在。团体成员上演的是生活的一部分，就像从主人公或者活动的实验对象的眼里看到的录像带一样。（卡普，1995：294）

心理剧是一种团体心理疗法，因此主人公不仅与剧中的引导者有关系，团体中的**任何一个成员**都与之相关。这为治疗方法的改变和治疗注入了惊人的动力。（威尔金斯，1994b：44，强调部分为原文所有）

心理剧旨在使一个人变得更加积极主动、更加开心，有能力去设计她想要的生活。通过理解领悟与情绪释放，从而拓展一个人的视野，以及增加应对变化的方式。简·科斯塔（个人通讯，1995）

来访者的评价：

"心理剧是一项非常有效的活动。"

"对我来说，心理剧丰富了我的经历，影响深刻。"

这是两位心理剧团体成员在团体活动结束后的评价。

凯勒曼（Kellerman, 1992：17-18）指出莫雷诺在不同时期和不同背景之下对心理剧的定义不同。这些定义包括"一个带有宗教主义的神学""一种带有禁欲理念的戏剧艺术形式""一套带有社会价值观的政治体系""一门带有研究热情的科学""带有治疗目的的一种心理疗法"和"一门人生哲学"。凯勒曼提出心理剧应被视作"一种特殊的心理疗法，一条心理问题的治疗途径"。他（1992：11-12）给出了以下定义：

> 在心理剧过程中，参与者被邀请去重演重要的经历，并在团体成员的帮助下展现他们的个人世界。生活中的每个方面从而得以重现……心理剧的场景描绘了可预知的发展的生活事件或者突然的危机，内心的斗争或者错综复杂的关系……所有的心理剧都有一个能使它们起到治疗效果的共同元素：将个人事实在被保护的虚构世界里展现出来，对于掌握和间接应对紧张生活，不失为一种具有创造性和适应性的方式。

毋庸置疑，心理剧作为一种心理疗法，已经产生了巨大影响，但我认为在延长寿命、改善生活等其他方面还远未实现莫雷诺的预见。譬如，心理剧已被当作一种研究工具（参见Hawkins, 1988：60-78），我相信随着人们的参与，对个人和团体经历的研究继续摒弃传统，"科学"和实证主义的模型，心理剧极有可能形成自己的研究范式。心理剧不仅是一种强大的心理疗法，还是一种适于个人成长的形式，更具有作为一种教育媒介的优势。总结以上特点，我完全赞同凯勒曼对心理剧的定义。

心理剧主要是一种有助于心理治疗和个人成长的表演方法，个人成长取决于人类固有的自发性与创造性。通常来说，心理剧是一种团体型治疗方法，但它也能通过一对一的方式实现。团体成员不需要具备表演技巧，虽然团体成员有可能被邀请参演一个角色，但接不接受邀请全看个人选择。

在心理剧团体中，引导者（或称**导演**）通常只与一个人（主角）配合来设置和编排一个或者一系列场景，不过他还需照顾整个团体和团体中的每个成员。主人公可以通过利用房间里的物品，以及其他团体成员（之后成为剧中的辅角）来代表人物、地点或事件，从而构成完整的剧情发展。团体中的其他成员（**观众**）也有着重要的职责，而远远不止被动地观看表演。对于个体来说，渴望自己和别人相遇，追求个人进步的同时扶持他人进取，是成为心理剧团体成员的必需素质。

心理剧旁观者的收获与参与者一样多。简·科斯特（Jan Costa, 1994），一位经验丰富的心理剧治疗师兼训练员，她坚信其治疗过程的重要性，列举了大量她亲眼所见的事例。她的意思是给主人公一个机会来倾诉他们的创伤、悲痛和伤害

（"这就是我感受到的"）很重要，这些故事被倾听也很重要。心理剧的一个显著特点就是能把这些悲伤的故事（或者高兴、欣喜、困惑、犹豫……的故事）生动地表现出来，而不是说出来。心理剧导演最常说的话是"不要说，给我们看"，因为"行胜于言"是心理剧专家们的基本信条。

雅各布·利维·莫雷诺

> 心理剧碰巧是我最私人的创作，孕育心理剧的摇篮本身也是我个人自传的影子，让它的出生更具光彩。我希望这听起来不会让人觉得我很自大。（Moreno，1985：2）

莫雷诺在他的章节"心理剧的摇篮"（1985：1-20）中清楚地说到心理剧和他自己的故事间有着不可分离的联系。这种方法是他的发明，也是时代和地域（维也纳世纪的转折）甚至文化的产物。在心理剧理论中，**初生态**、**起源地**和**母体**这三个概念很重要。

莫雷诺（1985：25）写道：

> 初生态、起源地和母体，分别代表了同一个过程的不同阶段。任何事物都有它的起源地，任何起源地都有它的初生态，任何

初生态都有它的母体。譬如一朵花的起源地是它开花的花床，不会是戴着这朵花的女人的头发。它的初生态是它从一颗种子萌发成长的状态，它的母体是能生长的种子，也是它自己。

布斯托斯（Bustos，1994：65）写道：莫雷诺使用这些词汇的方式，太"独创"或"随性"，势必造成困惑。但是，他写明，在莫雷诺看来：

> "起源地"定义了**某个事物**出生的地点，"初生态"是一个时间维度，是指它发生的那一刻。"母体"就定义了**某个事物**的最大特征。

在某种意义上，莫雷诺是心理剧诞生的母体，他生活过的诸多地方就是它的起源地，他生活的各个时期是它的初生态。

雅各布·利维·莫雷诺1889年5月14日出生于布加勒斯特一个有南欧血统的犹太家庭。为他写传记的作家马里洛尔（Marineau）（1989：12-18）写过莫雷诺的早期生活和他与父母的关系。从莫雷诺早期的人际关系和经历中可以发现他的哲学思想和心理剧实践的萌芽。例如，他在四岁半的时候就玩过角色扮演的游戏，并在其中扮演上帝。他自己也认为经典心理剧**舞台**样式（三层观众席加一个露台包厢）的设计灵感来源于这些早年的经历。黑尔兄弟（Hare and Hare）（1996：1-25）在对莫雷诺生活的记叙中说到莫雷诺对上帝的专注一直延续到他成年早期。他们写道："他今天视自己为上帝的仆人，明天视自己为上帝的复制品，甚至上帝本身"。（p.5）他们也写到通过这一时期的测试和探索，莫雷诺"更加坚信行动胜过言语，经验胜过书本"（p.5）。这种信念成为莫雷诺献身心理疗法、教育和伸张正义的基石。

莫雷诺不是一个谦虚的人，他喜欢讲述他的早年经历和他遇到过的人。他讲的有些故事与当事人的回忆有明显出入。黑尔兄弟（1996：2）提到莫雷诺叙述自己的出生比她母亲叙述的还要浪漫，哲卡·莫雷诺也提到过莫雷诺"编造的传说"（参见黑尔兄弟，1996：24）。莫雷诺（1985：5-6）写道，他在维也纳大学的精神病诊所工作期间，曾听过西格蒙德·弗洛伊德（Sigmund Freud）的讲座。讲座是关于弗洛伊德对传心梦的分析。莫雷诺写下了他与弗洛伊德的会面经历：

> 学生们鱼贯而出之际，他过来问我在干什么。"好吧，弗洛伊德博士，我要开始的正是你所遗弃的。你在你设计的办公室里会诊病人。而我都是在大街上和他们的家里这种自然的环境下和他们见面。你分析他们的梦境，而我试图给他们勇气重

拾梦想。**我还教人们怎样扮演上帝。**"说完，弗洛伊德博士仿若疑惑地看着我。（Moreno，1985：5-6，强调部分为原文所有）

弗洛伊德是否有过这次经历我们一无所知，也许这也是"编造的传说"中的一个，但如果确属编造，也有其合理的成分。对莫雷诺的故事知道得越多，我就越受感染。它们也许不总是"真实的"，但我认为它们包含了一种超越事实本身的真理性。

在医学院学习期间，莫雷诺继续他的关于角色分配的实验和通过表演对场景的探索（例如，尝试搭建一个他见过的开放式舞台，在舞台上扮演各种重要的参与者，并且利用他的角色意识来预测其结果，这个过程在马里洛尔（1989：40）看来往往是成功的），同时他也开始尝试其他的办法。

黑尔兄弟（1996：8）的陈述把1913—1914年这个时期的莫雷诺称作"团体心理治疗的起源"。在这个时期，莫雷诺和两名同事开始和一群妓女共事。至于共事的结果，黑尔兄弟写道（1996：9），"莫雷诺开始发觉团体中的一个个体也可以成为另一个人的治疗剂，团体治疗在现实层面上的可能性已经在他脑海中逐渐明晰"。构成心理剧的两大主线（团体合作和扮演过去存在过的，可能存在过的或者本应该存在过的事情）开始聚集到了一起。

莫雷诺哲学思想的逐步发展还有其他一些事件的功劳。黑尔兄弟（1996：9-15）写到他1925年之前在第一次世界大战和在维也纳的经历。这段时间他经历人生第一次重要的恋爱，还发明了"**自发性的戏剧**"。关于后者，黑尔兄弟（1996：13）写道："多个团体演员根据观众的建议自发地上演戏剧，并以'**活的报纸**'或者'即兴主题'来重演当日的新闻。"

这种戏剧形式与博尔（Boal，1979）所说的"被压迫者的剧场"和由福克斯（Fox，1995）发展成的**回放剧场**似乎有着明显的联系。诺尔蒂（Nolte，1989：131）把莫雷诺称为"天才"，说他的思想"超越了时代"并且"真的很新颖"。也许这就是一个案例。

在1925年，由于种种原因（详见马里诺尔 Marineau，1989：94-99），莫雷诺离开奥地利去了美国。在那里，他终于结识了他的妻子哲卡·托曼（Zerka Toeman）（与莫雷诺结婚后成为了他的合作伙伴和心理剧医师，她自己也成为了一位具有影响力的理论家）并且在纽约市比肯（Beacon）镇开设了一家私人的心理剧治疗和训练中心。他一直在比肯生活和工作到1974年逝世。

尽管后人有在莫雷诺的思想和实践上增加或减少一些东西，心理剧的创立始终围绕着一个人。黑尔兄弟（1996：1）把莫雷诺描述成一个"精神病学家、戏剧家、神学家、诗人、哲学家、发明家、团体心理学家、心理剧专家、社会剧作家、社会学家和教育家"。

他们还说道：

> 虽然他在以上所有领域都作过重大贡献，但在**心理剧**、**社会剧**和**社会测量学**三个领域里他最有创造性，并且在社会科学和团体精神疗法的理论和实践上影响较大。在莫雷诺看来，每种方法都促成了同一个过程，这个过程能够让男人和女人发挥他们神一样的创造潜力，因而创造一个真正解放的世界。

从这点看来，莫雷诺就显得有远见，他的作品也很有救世主的味道。莫雷诺（1985：1）确实提到过"心理剧有着几乎不可限量的治疗潜力"，他还写道（Moreno & Moreno，1975：11）：

> 心理剧的初衷就是以生活为模型构建一个治疗背景，并融合生命的所有形态，上至宏观世界——时间、空间、现实和宇宙——小到生活与现实经历的所有细节和微小差别。

莫雷诺的核心思想

在某种程度上，心理剧专家对于理论和哲学思想在实践中是否重要莫衷一是。对大多数人而言，这些思想是至关重要的。其他人则认为心理剧技巧的运用可以不受训练师的理论倾向的限制。因此有的心理剧专家受罗杰斯（Rogers）等人思想的影响，认为自己只是按照心理分析的框架来进行操作。布莱特尼（1995：2）认为心理剧不是一门独立的哲学而应该被视作"弥补了一个新兴的，有所折中的共识"，凯勒曼（1987a：78）进一步提出"不应该带着理论倾向的假设去对心理剧的进行定义"。一个惊人的事实就是心理剧常常被定义为精神治疗的一种行为**方法**，即便是那些自认为持有传统的莫雷诺学派观点的心理剧专家也是这么定义的。这也许就反映和延续了心理剧实践和莫雷诺哲学之间的隔阂（实际的或者人为的）。

"无理论"派的观点认为心理剧是一种方法或一系列的技巧，可以从任何精神治疗或哲学思想的角度加以运用。然而这种观点并没有得到广泛的认可。譬如，斯普瑞格（Sprague，1994：11-35）很看重心理剧背后的哲学，这种哲学他认为是很全面的，尤其与"正走向 21 世纪的我们息息相关"（p. 12）。同样认为心理剧有着独特和重要理论基础的布斯托斯（1994：64）写到过，自己开始的时候难以通过理论来理解自己的实践。他把这归咎于"莫雷诺没有把自己的思想阐释清晰"。布斯托斯认为建立一个系统，有结构和完整的学说并不是莫雷诺的风格，他的话语和写作中许多矛盾之处"给了人们自由发挥的空间"。这既是心理剧的缺陷，也是一个优点。

这种观点的最大一个优势就是把心理剧的重心放在表演上。心理剧是经验性的，提倡者通过实践学到的东西远比读到或听到的多。在心理剧训练的过程中，学生可以多次体验主角、配角、团体成员，导演这几种不同的角色。这样一来，成为一个心理剧专家是一个化抽象为具体的过程而不仅仅是学习知识。理论、方法和实践是密不可分的，心理剧专家在不知不觉中就与哲学融为了一体。这就是博哈特（Bohart，1996：199-201）描述为"体验"的认知方式。它与概念思维不同于："它主要是非文字的、感知的、整体的且格式塔式的、有前后关系的、有实体的和生态的。"真正理解一样事物就是要"从'本质层面'通过体验来理解它"。在众多博哈特归纳的这种认知方式的属性中包括"创造性的原始动力"和"重要的生态学技巧（探知）随时间流动的规律，也就是说，探知不同情境的轨迹"。对心理剧医师来说，创造性和"生态的"认知的能力是最基本的。也许当心理剧像其他心理疗法那样被编入字典或者系统化之后，有些东西就荡然无存了？

相反地，正是这种强调体验的做法导致了对莫雷诺思想的片面理解。斯普瑞格（1994：16）引用莫雷诺的话来说：

　　　　我的哲学思想一直都被误解了。它被许多宗教和科学领域所无视。这并没有阻止我继续研究技术，凭借这些技术，我对这个世界的愿景也许能成为事实。奇怪的是，这些得到普遍认可的技术——社会组织诊疗、心理剧、团体治疗法——被创造出来是为了实现生活背后的哲学思想，而这种哲学思想却被丢弃在图书馆书架上的黑暗角落里，或者被完全摒弃。

五十年过去了，事实依旧没有改变。但前景并没有像它看上去那样黯淡无光。我认为当我从以人为本的角度排练心理剧时，我用到的就是从莫雷诺的作品和思想中提炼出来的核心概念。正如我选择莫雷诺的心理剧为工具来实现以人为本的哲学思想和实践，同时，这也成为一种莫雷诺思想的实践方式。我认为所有的心理剧专家、传统主义者、以人为本的、系统的、群体分析治疗师等实际都是忠实于莫雷诺的核心思想：**创造性**和**自发性**，并且**相遇**的过程给予极大的重视。这些都是心理剧理论的基本要素。莫雷诺把自发性和创造性视作人类固有的本质——哲卡·莫雷诺（1989：178）写到莫雷诺"概念化了人类经验的两个本质原则：自发性和创造性"。自发性是创造性的源泉。心理剧的目标就是加强主角、配角、成员和导演的自发性，由此带来有创造性的解决方法，决心和／或释放。

莫雷诺（1953：336）给出自发性的其中一项定义就是"对旧环境作出新的反应或者对新环境作出足够的反应"。在这个定义中，足够的反应是指"带有能力和技巧"的合乎环境的反应（Hare and Hare，1996：36）。自发性和焦虑是相反的。一个人越是焦虑，就越没有自发性，因此越不可能以一种良好的方式面对挑战和变化。在《心理剧》第一卷（1985：47-152）中，莫雷诺用了足足一百多页来写"自发性的原则"，可见其重要性。自发性正是心理剧的基石。加上创造力，它就成了一股与生俱来的强大力量，是变化、治疗和健康生活的良药。

创造性和自发性涉及思维、感情、感知、自觉和实践，这些有时候并不是以惊人的方式展现出来。在许多方面，它们非常普通，是日常生活的一部分。布莱特尼夫妇（1988：64）在论自发性的章节中写道："自发性不一定是炫耀的或夸张的，它可以是不装腔作势的。它可以在你思考、走路、看风景、跳舞或者边洗澡边唱歌的时候显现出来。"创造力也同样如此。

尽管自发性和创造性是人类的属性，但它们常常受到日常活动的阻碍或扭曲。莫雷诺对自发性的早期思考在某种程度上是被儿童玩耍激发出来的。儿童的玩耍过程中包含大量自发性——例如，通过赋予熟悉的事物新鲜的想象，一小撮珠子变成了身穿军礼服的几行士兵，一个城市边缘的花园变成了整个亚马逊雨林，充满奇特的植物和动物。莫雷诺发现随着人们的成长，他们似乎越来越不具备自发性。意味着他们更容易焦虑，更不容易作出合适的反应。在某些情况下，它可能变得极端从而引起心神不安、身体不适和亚健康。心理剧专家的一个明确信仰就是唤醒和释放被阻碍的自发性和创造性，从而找出新方法来解决老问题，并且遇到新问题时有更好的解决方案。这样的唤醒需要通过相遇的过程。

黑尔兄弟（1996：36）陈述道，"相遇是精神治疗过程真正的基础"。在莫雷诺看来，相遇就是两个人"此时此地"面对面的过程。在心理剧精神疗法中，导演努力展现真实的自己来参与相遇的过程。与其他人本主义的治疗法相同，成功的医患关系取决于治疗师与来访者间的坦诚相见。这种相互作用是相遇的基本特征。相遇的过程不仅仅发生在心理剧导演和主角或者其他成员之间，也发生在任何两个个体之间。这极大地增强了心理剧的力量和效果。照这样看来，心理剧是一种以人际关系为基础的精神疗法，因为它不仅仅依赖于导演的专业技能。

通过**相遇**的过程（以及心理剧技巧的运用），自发性和创造性被唤醒和提高了。生活质量也随之改善。在我看来，每一个心理剧专家，尽管他们各有专业取向，都明确地或暗自地把这视为真理并加以尊崇。具体的做法形式可能不同，但实质上莫雷诺已经提供了实践的框架。也许当意识到他的方法在某些方面能大到容纳许多其他方法的时候，他应该会非常开心。

心理剧的用途

在《心理剧》第四版第一卷的引言中，莫雷诺（1985：a）把心理剧定义为"通过戏剧方式发掘'真理'的科学"。这表明心理剧不仅仅是一种精神疗法。莫雷诺夫妇（1975：270）说道："心理剧在应用上具有开拓性、预防性、诊断性、教育性以及治疗性。"这表明心理剧可以作为一种研究工具、学习方法以及个人成长或者精神治疗的一种手段。

心理剧精神疗法的用途和适用场合

心理剧最为人熟识的是它是一种通过表演来实现的心理疗法。布莱特尼夫妇（1988：vii）给出了如下观点：

> 心理剧在心理疗法中是独一无二的，因为它所适应的问题、范围最为广泛：过去、现在和未来；内心世界、人际交往和团体动态；支持、教育、表达和洞察；想象和现实；情感和认知；灵性、艺术、幽默和政治的方面；预防、诊断和治疗；非言语交流；场景和道具；还有热身运动时间。

更加实事求是地说，卡普（1995：294）写道：

心理剧已经被定义为练习生活的一种方式，这种方式不会因犯错而受到惩罚。这就是说，你在练习成长中成长。团体表演，是观摩个体生活演进的最好方式。

对心理剧的这些评价，可以看出心理剧有着极大的适应性。它可以被用在许多客户群里和不同的场合，确实如此。黑尔兄弟（1996：70）认为莫雷诺的早期作品"预言"了当下的许多应用。他们说道："莫雷诺坚持认为精神病没有分类，只要给予适当条件，任何治疗的问题都可采用心理剧的方法。"凯勒曼（1992：23）不同意此观点，他反驳道：

虽然从某个角度看来，每个人都可以在他生命周期的不同时期从心理剧中受益，尤其是受情感压力困扰的时候……据我的经验来看，虽然大多数人可以从心理剧中受益，但有些人却不能适应心理剧本身，或者它实施的场合。

根据我的经验，倘若我让他们清楚地知道心理剧中涉及些什么内容，人们通常都会知道心理剧是否适合他们，我最明智的做法就是相信他们的直觉。

心理剧被用在临床治疗，用以帮助各种各样的精神健康问题，情感障碍或者有行为问题的人群。例如，约翰·卡森（John

Casson）（1997），一名心理剧训练师和戏剧治疗师，用心理剧治疗幻听人群。霍尼格（Honig，1991：3-18）写过用心理剧来治疗慢性精神分裂症。在**性侵害**方面心理剧同样找到了用武之地。班尼斯特（1991：7-93）写到过她曾治疗被性侵的儿童，卡普（1991：95-113）、科尔蒂和卡森（1990：37-53）也描述过他们曾治疗有过被性侵害经历的成年人。我有过用心理剧治疗饮食失调症人群的成功经历。杰伊（Jay，1992：5-18）也写了她治疗贪食症女性的经历。她说（p.15）：

> 患有贪食症的女性通常在排解压力方面有困难，于是她们转而采取暴食和催吐来达到排解。心理剧可以帮助个体面对压力，教给她们新的方法来处理困境。它还可以在一个友好互助的环境下解决贪食症背后潜在的矛盾。简（团体成员中的一名）在过去的几个星期中非常痛苦，她的家人总是对她提出不合理的要求。她并没有像往常一样自己一个人大吃大喝，而是把她痛苦的感受带到团体中与其他成员分享。

心理剧专家也关注酒精上瘾的问题。例如，拉斯廷（Rustin）和奥尔森（Olsson）（1993：12-22）描述了他们成功地实践了一种特殊的心理剧训练方式，他们称之为"醒酒屋"，同时鲁斯康·金（Ruscombe-King）（1991：155-177）讲述了她与酗酒者的工作经历。她记述了与四位酗酒者的工作经历，并讨论了对他们的看法。对于整个过程她是这样评价的：

> 很难说心理剧是否能够对酗酒者的饮酒行为产生影响。我相信心理剧的经历可以提供一个机会，让每一个人都重新发现自己的潜力。对酗酒者来说，他们的潜力被酒精所吞噬了。自我的重新发现取决于个体的决定，每个人有权利选择继续饮酒，也可以继续重新发现自我。

不一定是有精神障碍的人才可以从心理剧中受益。斯普瑞格（1991：33-51）写过一部感人的作品，讲述心理剧如何帮助有学习障碍的年轻人，同时心理剧也可以成功地用在有着其他问题的年轻人身上。例如，奥兹拜（Ozbay）等人（1993：3-11）描述和评价了他们与一群"难以适应青春期，并出现了自我认同混淆"的团体成员的工作经历（p.5）。在监狱中也能看到心理剧发挥作用。杰弗瑞丝（Jefferies，1991：189-200）曾与"核心犯罪者"一起共事的经历，并给出了一些案例。她引用（p.199）格伦顿监狱一个狱犯"托尼"的话（在1985年英国广播四台的一次广播中）来说：

> 我们在监狱里所做的就是一些拆弹工作。你们把我关在牢

笼里八年，用棍棒伺候我，你们指望从我这里得到什么呢？你们只会让我比来的时候更加顽劣，其他每个人也是如此。这是个严肃的问题。我很烦别人说心理剧都是些胡说八道。说这话的人应该跟我来，我会让你们亲身感受一下。

杰弗瑞丝自己也说道："心理剧已经被证明可以改变态度和行为；它给如何对待那些重度犯罪者提供了更加人性和有建设性的方法。"（p.199）

心理剧曾经和现在正被用于无数类型的客户、背景和环境下。以上列举出来的只是一小部分。它主要是一种团体疗法，但也可被用在一对一的情况下（参见Stein and Callahan，1982：118-129），它可以被公共机构或者私人诊所使用，并且它在个人成长方面的作用与治疗心理亚健康的作用一样大。我的客户群体通常是，例如，过着"正常"的生活，想要更多地了解心理剧的人群，或者知道心理剧可能有助于生活更充实、更自由。我的团队成员包括学生、治疗师、学者、演员、售货员、管理员，等等。我们的工作从发现童年的创伤到解析悲伤，从消除对自我的怀疑到对个人潜力的发掘。我们遇到过各种类型的次人格（参见Wilkins，1993：5-17）。在心理剧中，我去了普罗旺斯赴约一个晚宴；在东欧目睹了一只心爱的泰迪熊被肢解和焚烧；当在德比郡的田园享受夏日的阳光时，主人公告诉他的朋友他们是多么亲切；突然传来一个孩子去世的消息，现场气氛瞬间陷入不可想象的绝望和凄凉，等等。我和我的一些来来往往的客户都一直被心理剧技巧和过程的丰富与强大的效果所震撼。

心理剧的其他用途

如果因为心理剧在精神治疗方面效果显著，就把它只限于这一个领域，那将是一个错误。特别要注意的是心理剧在教育和引导上也扮演着重要角色，尽管这些方面的潜力还没有完全开发出来。

心理剧在"教育"上最明显的作用是培养心理剧专家。心理剧的训练本质是经验性的，例如，被英国心理剧协会批准的培养计划很大程度上依赖于训练师在心理剧团队中的每个角色有多少经验。当然对大量的严谨的学术知识和理论的理解是必不可少的，但人们坚持认为体验才是理解心理剧最好的方法。类似地，科斯塔和威尔斯（Walsh）（1991：24-37）决定给他们的同事一个参与心理剧团体的机会，从而向他们揭开心理剧的"神秘面纱"。通过这种方式，他们说到（p.33）团体成员"能够看到这种方法在洞察力和成长方面的潜力"，并且"据反馈，团体采用的材料和试图解决的问题能使成员从更深的个人理解中重新审视他们在临床中的作用"。换句话来说，成员们学到的不仅是心理剧的知识，还能帮助他们更好地理解工作中的其他方面。

在我本人的教育工作经历中，很多方面都用到了心理剧。我发现它在阐述研究方法上尤其有用，不管是对学心理剧的学生还是大学本科生。简单来说，我鼓励学生在整个练习过程中都扮演一个特定的角色并融入这个角色中。然后我们用表演来探索一些方法，让团体成员理解到这些角色的含义。这其中包含了定性和定量的研究方法，以及实验的、阐释的和合作的途径。

心理剧在治疗师的引导方面有着很多优势，这些在万德梅（Vander May）和皮克（Peake）（1980：30-31）以及我的作品（Wilkins，1995：256）中都有描述：

> 在引导的过程中（与在治疗和个人成长中一样），心理剧为团体中每个成员提供了一次丰富的学习经历。这不仅仅是通过演示得来的。因为心理剧实际上是一个团体的参与过程，不仅涉及扮演角色的人和与表演有直接关系的人，观众也能积极参与进来。通过分享的方式，所有的团体成员都能体会引导过程中的正能量（因为他们在交流他们的个人经历，这些都能得到观众的接受，甚至同情）。观众也可能被带入正在他们面前

上演的戏剧的情节中，就好像身临其境一样。这比间接性地参
与意义更大——可以在更大程度上认识自我。

从根本上说，在这种情境下，心理剧通常被用来探索客户
与治疗师之间的关系，让治疗师（主人公）有机会，例如，通
过**角色互换**体验客户的内心世界，探索在虚拟现实中可能用到
的干预方法的策略和效果，或者观察团体中其他的治疗师是如
何对待客户的。

社会剧和社会计量法：心理剧的社会原子

心理剧不是莫雷诺唯一的一部惊世之作——它还有一个大
家族，它也不过就是我们所说的一个社会原子。其中首要的就
是**社会剧**了，它主要是针对社会问题的，就如心理剧针对的是
个人问题一样。还有**社会计量学**，它是一门测量人际关系的科
学。这两者虽然在现阶段没有得到太多关注，但是从它们身上，
莫雷诺推导出了**社会心理咨询**，它是一门社会治疗的科学。
正如精神病学是一门治疗个人心理疾病的科学，社会心理咨
询是一门治疗团体心理疾病的科学。（参见 Moreno，1953：
379）。较少被人熟知的还有心理剧的变体"心理音乐"（参
见莫雷诺，1985：277-014）。

莫雷诺（1953：87）把社会剧定义为"一个探讨群际关系

和团体意识形态的深层表现手法"。从外部形式上看，心理剧和社会剧非常相似，但是后者侧重团体探讨一个社会性话题。例如，戈布尔（Goble，1990：460-461）谈到过社会剧在训练精神科护士中的用处。这个方法被用来探讨医院暴力，团体成员不仅仅扮演病人、护士和医生，还有家属、记者以及患者支持团体。戈尔布（p. 460）写道："社会剧不仅生动展示了暴力事件是如何切实地发生在治疗期间，还强调了这种事件在大多数情况下是可以避免的，尤其当病人作为一个个体的权利受到尊重的时候。"黑尔兄弟（1996：59-63）记录了莫雷诺亲手导演的两部社会剧。第一部讲述的是"黑人与白人的矛盾"，是1945年在一所美国大学里进行的。第二部是1961年导演的"犹太教以及犹太屠夫的审判的心理剧和社会剧"。在这两部剧中，莫雷诺调动启发观众探索时下可能备受争议的话题。

近几年，人们对社会剧的关注远低于对心理剧的关注，除了在澳大利亚和新西兰（那里有着训练社会剧的光荣传统），它似乎变成了一个"穷亲戚"。也许这种状况正在逐渐转变。在英国，社会剧一直是肯恩·斯普瑞格工作中的重要部分，罗恩·韦纳（Ron Weiner）也在利兹市开创了英国的社会剧培训。

社会计量学"一直是莫雷诺的成果中不太出名的一个"（Blatner with Blatner，1988：137）。莫雷诺认为社会计量学与社会剧同等重要。人们通常将它简单地定义为一种测量

团体人际关系的方法，但它不仅仅如此。门德尔松（Mendelson）
（1989：138-139）了解到这一点，有了如下对社会计量学的
定义：

> 它可以被理解为一门生命和生活的哲学，一个研究个人和
> 群体的理论（或一个社会理论），一个探索人与社会以及它们
> 的关系的方法，同时也是一个旨在帮助人类达到更高境界的人
> 本主义和人际间的协同效应的治疗行为。

他还说道，"把社会计量学用于生活本身的传统做法正
是莫雷诺最初对社会计量学的核心构想"。卡尔森，萨贝利
（Sabelli）等人（1994：147）对社会计量法的理解和使用也
作出了重要贡献，他们把社会计量学定义为：

> 一种治疗学上的介入手段（不仅仅是一个客观量度），来提
> 倡个人选择，并预见将会决定这些选择的物理、生理、社会条
> 件和心理过程，而不是简单地归咎于自由选择。

像其他心理剧家族的成员一样，社会计量学是一种表演方
法，尽管它也有可能仅依靠纸和笔就能完成。它的技巧包括让
成员表达对团体其他成员的喜好程度来研究人际关系。这可以

借由一个练习的方式得以完成，例如让每个团体成员选出成员中他们觉得在孤岛上最有价值的伙伴，然后把一只手放在这个人的肩膀上。以此类推其他选择标准（借钱、看电影、互相鼓励、一起吃午餐，等等）。这是一种建立群体凝聚力的有效方法，也是展示大多数群体中存在的复杂的人际关系网的第一步。"雕塑法"是另一个社会测量的技巧，它在有限的空间里，让成员排列开来，以此来展示他们的关系。这是按照物理距离来看的。但是，人的姿势也可以是一个重要的参考元素。雕塑法可以用来展现团体本身，或与一个特定的人（也许是引导者）的关系，或一个概念的（如心理剧），或它也可以被用来表现一个团体内成员的一些"外部"关系。

尽管社会计量学和社会剧和社会心理咨询一样，有时被用在心理剧的热身阶段，但与心理剧相比，它只能算作街边的弃妇。布莱克（Blake）和麦克坎斯（McCanse）（1989：148）指出：人们对社会计量学的关注度，在 20 世纪 70 年代到 80 年代遭遇大幅度下降。不过他们还是十分关注在工业中提倡社会计量学的理据。卡尔森、萨贝利等人（1994：144-147）是社会计量学的忠实粉丝。

第二章 设置舞台：心理剧的工具与技巧

心理剧的环境

也许因为心理剧与戏剧有很深的渊源，心理剧一直以来都是在"舞台"上进行的。莫雷诺将此称作心理剧的"第一个工具"。马里洛（1989：81）说道，"莫雷诺一直很喜欢舞台"，他认为"这项治疗工作需要有一个正式的形式来支撑"。莫雷诺所谓的正式舞台，正如他在比肯中心用到的，是一个三层观众席加一个露台包厢，每一阶梯都代表着心理上的参与度。大约在1924年，维也纳就孕育了早期的舞台设计，是圆形的、多层的，但是没有露台包厢。在这种模式下，宽阔的空间就是一个大舞台。莫雷诺（1994：91-92）认为这样的舞台"代表了一种人人平等，众人参与的理念"。

在心理剧的实践中，舞台形式根据定义和限制条件而大有不同。现今越来越少的心理剧学家采用像比肯剧场这样结构化的背景，但是在整个心理剧领域里都可以看到两种莫雷诺式舞

台的传统背影。对于一些固定在一个地方工作的从业者们，他
们通常会利用房间的一个区域当作舞台。这个舞台可以比观众
席稍微高一点，甚至会装上一些剧院的灯光设备。通过色彩和
聚光灯等的运用可以使表演更加明晰，增强表演的感染力：

> 一些场景在红色灯光的渲染下显得更加生动（例如，地狱，
> 愤怒）；而琥珀色的灯光可以渲染（例如，低级或者庸俗的事
> 件）；蓝色灯光（例如，自省，天堂，朦胧梦幻的，沮丧的）；
> 较暗的灯光（例如，可耻的，私人的，孤立的）；绿色灯光（例
> 如，嫉妒的，欺骗性的），等等。（Blatner with Blatner，
> 1988：168）

这种类型的舞台与经典的莫派心理剧学家关系最为密切。
即便是在一个普通的房间里工作，倾向于经典形式的心理剧
学家也会明确表演发生的区域。这之后就形成了舞台。卡普
（1995：296）也是这一观点的代表人物，她说道："没有明
确舞台范围，而在群体空间里尝试的心理剧往往受空间和方法
上的局限，难以达到预期的效果。"

另一种模式——环绕型——根据马里诺（1994：92-93）
的记载："现在已经被广泛用于精神分析性质的心理剧。"它
也比较适用于以人物为中心的心理剧。我个人的做法是让主角

选择房间里的任意位置作为情节发生地，观众随之作出调整。与卡普的观点不同，我（Wilkins, 1994b: 45）提出以下基本原理：

> 表演在主角指定的任意群体空间里发生，这通常是（当然不可能总是）"环绕型"的。我喜欢用这种方法来指定舞台范围因为可以让主角作出选择，更加灵活……这种方法可以立即让主人公掌握主动权。这是属于她的心理剧，所以她来决定场景地。

由于参与者坐成一个圈，整个表演在圈的中央进行，这个形式就充当了主角和这部剧的一个象征性支柱。有时随着情节变化或者感情色彩增强，当主角表示愿意时，表演就会转移到房间里的另外一个地方。也许这能和比肯舞台的级别相媲美。

无论是发生在专门设计的房间、礼堂、病房、教室或者其他的地方，也不管舞台的外形如何，心理剧舞台都有着共同的作用。舞台或者说心理剧的工作场所尽管根深蒂固于现实世界中，但它们又处在"现实"世界以外的地方。它是一个让主人公自由发挥的安心之所，也是一个现实与想象相交汇的地方。在心理剧的舞台上任何事情都有可能发生。这是"生活的延伸"（Moreno, 1953: 81），是个人的现实能够被建构的地方，人们的潜力得到发掘，故事得以倾诉——"对我来说就是这么一个地方"。

基本要素

莫雷诺（1953：81-83）阐述了五个心理剧疗法的基本"工具"。它们是：

1. 舞台（如上所述）。

2. 主角，即心理剧的主题以及轴心演员。

3. 导演，运用一整套专业技能使表演顺畅进行，并为主人公和团体成员营造出安全氛围的人物。

4. 附加角色（现在普遍称为辅角），是通过角色扮演来协助表演的人物。

5. 观众，观看心理剧的人。

主角

在心理剧中，主角的个人问题是团体活动的焦点。卡普（1995：295）写到，主角"代表团体发声，团体的其他成员可以围绕这个声音展开自己的工作"。在任何一部心理剧中可能有不止一个主角，但是，通常情况下，同一个时间段里只能有一个。在导演和团体成员的共同努力下，主角回顾生活中的场景，在场景中他们扮演着自己，或者根据剧情需要表演其他的。这些场景可能真实出现在主角的过去或者现在，也有可能来源于想象：可能发生的，本应该发生或者将要发生的事情。心理剧的主题有可能是父母逝世，给没能真正向父母告别的主角一次告别的机会；也有可能是一段童年的创伤，让主角有机会向团体揭露童年时期惨痛的人生，在团体的见证下提出控诉；也有其他某一个主角重点表现交友之乐，情节有可能是聚会，分享快乐和深深的友谊。只要团体成员经历过或者想象到的都能成为可能。

不管上演什么情节，或者主角饰演的哪个角色，焦点总是在**他们**的经历上。尽管导演会邀请主角与剧中的其他人物互换角色，主角的视角仍是全剧的中心。主角如何看待其他人才是我们关心的问题，因而没有必要尝试从另一个人眼中看这个事件，更不用说去确认一些"客观"事实。例如：

朱迪作为主角选择着眼于她不能克服的愤怒。她重述了一个事件，事件中由于朋友的疏忽，她的自行车被偷了。当她在街上认出她的自行车后，她冲向车主，断定他是小偷，并展开了攻击。在这一幕结束的时候，朱迪澄清她冤枉了别人，原来她"认出"的自行车其实不是她的。尽管导演不时地让朱迪扮演那个被冤枉的小偷，试图探索的重点却不是小偷被冤枉时的心情。因为这不是朱迪所要解决的问题，实际上她只是想利用这个场景去检视其他一些她因怒失控的时刻。

导演

在心理剧治疗中，导演这个头衔（在例如以人物为中心的心理剧中也可以称作引导者）指的是在某场特定表演中的主要的治疗师。导演的作用类似于联合制片人，运用一整套专业技能来帮助主角顺利完成表演。导演同样要对辅角以及团体的其他成员负责。在某种意义上，导演需要"长只眼睛在后脑勺上"，因为虽然主角是焦点，导演也必须时刻注意房间里发生了什么、有没有人感到不安或是紧张、有谁心不在焉等，有必要的时候要及时处理。如果两个心理剧学家一起工作就会比较方便，这样一来被选择或负责导演的人就可以让他的搭档帮忙"看管团体的活动"，当然即使这样，导演依然需要对演出用心把控。

不同流派的心理剧治疗师在实践方法，以及合适的干预程度上有着不同的理解。例如，受精神分析学影响的心理剧治疗师与有人文主义和存在主义倾向的治疗师相比较，他们自身的存在感较低，相比分享自身的经历，他们更喜欢给予解释。

作为一个以人为本的心理剧治疗师，则更看重移情的方法，渴望了解主角们的内心世界，以便在表演中能更好地为他们提供帮助。我和其他以人为本的心理剧专治疗师都认为治疗师与来访者（或者导演和主角）的关系比理论或者技巧更为重要。以人为本的心理剧治疗师的领头人物，珍妮·碧昂卡蒂（Jenny Biancardi）（私人书信，1994）说到，通常心理剧的主角想要探讨的问题从一开始就存在于他和导演的关系之中。导演可以有意识地利用这一点。例如：

> 我是乔的治疗师，在与他接触的将近一个小时的时间里，我们检视了一些他从小的不幸遭遇，但是现在治疗似乎遇到了障碍。我觉得我没有办法"救"他了。我不清楚在他身上到底发生了什么，也不知道下一步该怎么做。我对自己失望极了。然后我又听到乔说起他年轻的时候最常发生的就是父亲一次次让他失望和沮丧。每当乔需要他的帮助时，他的父亲想不出任何有用的办法，似乎跟瘫痪了一样。这让我突然有了灵感。我对乔说："每当你遇到困难寻求帮助的时候你父亲确实帮不了你什么。他只会越帮越忙。他能看出你很着急但就是帮不上忙。这就跟我们现在的情况是一样的。你真心需要我的帮助但是我竟然什么也帮不了。"乔只是点了点头，释怀一笑。但是在承认了

这点之后，事情进展就如大水决堤——不知怎么的我们都被注入了活力，表演再一次获得了成功。这样看来，似乎在乔的事情能有所进展以前，乔迫切地需要外界对他不断被辜负的经历给予认同。

凯勒曼（1992：45-57）在书中论述了心理剧治疗师的职业角色。这包括：是善于移情和理解来访者的分析师；肩负着导演的功能，也是"创造出振奋人心的戏剧艺术"的联合制片人；能够让人成长和治愈的治疗师；最后，还是负责管理团体进程的领导者。卡普（1995：294）在书中列出了心理剧导演的 23 项职责。其中，有 9 项发生在表演之前，6 项发生在表演之后，3 项是有关表演的分界与内含，只有 5 项是关乎表演本身的。在我看来，这些职责都表明了导演这个角色的复杂性。在许多方面，表演环节虽然是整个治疗过程的关键，但对于一个心理剧团体，表演仍然只是冰山一角。导演必须尽力去构建表演的框架，让辅角和观众同样能参与到剧中。时刻留心和注意这点才是导演的职责所在。

辅角

莫雷诺把剧中除主角外的其他演员称为"辅助角色"。最初，辅助角色是指辅助治疗师，比方说员工或者实习治疗师，等等。现在，"辅角"这个术语被广泛使用，并且多数情况下是由主角从团体中的其他成员里选择出来担任这个角色。

莫雷诺（1985：233）把辅助角色描述成"治疗剂"，能为主角探索或解析一个场景、一个话题或者一段关系提供必要的帮助。他认为团体中的每个成员都有成为他人的治疗剂的潜力。因此，导演通常会邀请主角从团体中选择他认为"合适"的人选来担任必要的角色（有时可能扮演其他人，或者主角的某一面，甚至可能扮演一个物体）。这种选择通常是自发和直观的。选出来的人可以和剧本人物是不同的性别、年龄和背景。我扮演过不同高矮胖瘦和不同年龄的女人和男人，或者演一个死婴——甚至一个衣柜！辅角不需要有特别的演技，真正发挥作用的是辅角的心意，是他们的心意让他们自发地和创造性地回应对于某个角色的感知。

心理剧的一个核心思想就是主角选到最适合的辅角人选，不管这个选择一开始看上去是多么荒谬。莫雷诺将这个过程称之为"**心电感应**"，指的是主角和辅角之间的相互欣赏和理解。这个过程大部分都凭借直觉。通常直到表演结束后这个选择的"合理性"才彰显出来。辅角通常的回应包括："我就知道你会选我——我的父亲就是这个样子的"或者"我演的这个角色就跟我年轻的时候一样四处奔走"。请看下例：

在一个大型的国际性聚会上，主角选择缓和他与父亲之间的关系。他先将场景设定为儿时居住的房子，然后从这个大团体中选出辅角。事件是一次家族聚餐。父亲坐在桌子的顶头，主角和大家庭里的其他成员坐在桌子的一侧。由于主角的母语与导演和辅角的都不相同，所以当他表现得越来越吃力的时候，导演问道："你当时有多少岁？"

主角回答道："大概七岁。"

导演接着说："我猜你那个时候并不会说英语吧。为什么不直接说你的母语？我们其他人也能应付得过来。"

主角马上接受了这个建议，然后与他的"父亲"开始用母语对话。令人惊讶的是，这个辅角能够用同样的语言流利对话。这个心理剧进展得很迅速。

在分享的时候，扮演父亲的这个辅角告诉大家，他不仅会说主角的母语（这一点主角之前并不知道），他的配偶跟主角来自同一个国家，而且有着相似的背景。据说这位辅角也参加过多次类似的家庭聚会。

被选为辅角的人有权拒绝，但导演极少会干预主角的选择，也许是因为知道谁有潜力担任某个辅角，或者考虑到团体的需要。

成为辅角的经历除了成为改变主角的治疗剂，对于辅角本身也具有治愈性。有时，可以利用这个机会去扮演心仪的角色；有时按照主角的想法去表演也能够满足自身的需要；有时借助这个机会可以发掘辅角性格中往往被压制的另一面。举个例子：

在一出心理剧后期，为了让主人公从女儿去世的痛苦中走出来，卡罗让玛利亚扮演她的小女儿南希。卡罗选择与南希在她和女儿以前经常去玩耍的公园里见面。她们坐在草坪上交谈，手牵手拥抱。卡罗道出了她对南希的爱，并告诉南希她有多想念她，接着她愤怒地谴责上天带走了她美丽的女儿。玛利亚不需要提示，她本能地配合着卡罗表演。其他成员都为她们所表现出来的对彼此的爱深深地打动了。

最终，卡罗准备好跟南希说再见了，公园里，深爱着彼此的母女挥泪告别，以吻封缄。在分享环节（心理剧表演之后的一个环节），玛利亚联系自身的经历，告诉了我们她扮演南希的感受。她说这次经历对她来说非常震撼。她将自己身为一个母亲的经历与她和自己母亲的关系结合起来，她虽然被剥夺了母爱，但作为南希她又一次感受到了母爱，这些爱宽慰了她，并在某种程度上治愈了内心的伤痛。这段经历在玛利亚的治愈中起到了重要作用。紧接着玛利亚在关于她与她母亲的一出心理剧中扮演主角。事情过去一阵之后，玛利亚说道："你知道关于我母亲的那场心理剧有多么沉重吗？要不是扮演过南希，我想我是没有勇气去尝试的。卡罗是个好妈妈，我从她身上学到了很多，这也让我有勇气去面对我自己的母亲是个多么不称职的妈妈！"

观众

在心理剧中，观众是指所有不直接参与表演的人。从主人公的角度来说，他们的旁观犹如见证，也有治疗功能。旁观本身就有着强大的效果——我们大多数人都知道用心聆听的益处。这在心理剧中尤为有效，因为心理剧的表现方式远远超出言语交流的范围。莫雷诺（1953：84）曾经写到过观众对于主角的重要性在于"愿意接受和理解他"。皮吉尔（Pitzele）（1992：6）指出莫雷诺邀请观众"分享他们的经历"对主角来说也非常宝贵。这意味着"告诉主角你自身的问题和经历"，但并不是说观众可以随心所欲地说任何话。在分享环节，导演邀请观众"告诉主角他所演出的心理剧让你回忆起了哪些事情，你有什么感受？"

心理剧的观众不是被动的，需要主动参与，这个过程可能同时收获"欣赏和疗效"（Holmes，1991：8）。心理剧的观众不仅仅起到辅助主角的作用，这对观众本身也是一个治疗的过程。主角的故事经历（甚至辅角）有可能让一些观众产生共鸣，这些能让他们得到发泄和顿悟。卡森（1997a：43-45）详细叙述过"观众治疗法"，其中，讨论过各种方式的旁观过程如何使观众受益。

　　德里克那时正在观看玛格丽特表演一段被困住的经历。玛格丽特用房间里的桌椅和垫子搭建了一个巨大的杂乱无章的封闭空间，并把自己困在中间。玛格丽特说出了置身其中的感受，被一团无法穿透互相缠绕的东西所包围，无法动弹，视线受阻。德里克被吸引了，他越看越感到身心和情感的投入。他全身都在颤动，一度感到兴奋、悲伤、愤怒或者疑惑。情绪都一掠而过，强烈却千变万化。这也是他的经历，他的困兽之斗。他不敢相信可以通过这种方式分享和塑造出来。

　　玛格丽特没有深入她的困境，只是将这次经历带入心理剧的空间，给了它一个实际形式。但这些对德里克来说并不重要，对他来说，这部剧的力量在于情景的再现以及让他感受到自己并不孤单。现在他能用语言表达感受了，这对于他无疑是一块敲门砖。他不知道大门将会通向哪边，因此感到恐惧和兴奋，但无论如何让他看到了前途。

心理剧的步骤

心理剧总是呈现某种的形态——它有三步：

●热身

●表演

●分享

这些步骤可能因不同的心理剧或者心理剧导演而呈现不同的形式，但它们总是必不可少的。这些术语大致上可以顾名思义：热身是指准备工作，使个人和团队精力十足；表演是指主角通过动作，叙述一个故事，探索以及引出一个话题；分享是指团体成员聚集在一起，分享共同的经历和情感。每个步骤都有它自己的结构和潜在的疗效。

热身

热身是用来营造成员创造性氛围的。这一初始阶段编织了一个安全的摇篮，在这个摇篮中，每个人都开始相信导演、团体以及心理剧这种方法。当整个房间伸出双臂拥抱你的时候，你可以做你认为不可能的事，表达出无法表达的情感。（Karp，1995：296）

　　卡普将热身步骤的目的概括得很全面，已无须对热身的目的作更多赘述。不论是何种形式或内容，它的目的就是营造一个信任、安全的氛围。这并不是说毫无风险，改变治疗往往需要承担风险，重要的是如何搭建承担风险的环境。

　　霍姆斯（1991：8-9）指明了热身步骤的三个"重要作用"：

　　1. 激发成员的创造性和自发性。

　　2. 促进团体内交流，增强成员间的信任和归属感。

　　3. 使成员更加关注个人问题，这些问题是他们希望心理剧能帮助解决的。

　　热身不仅是成员集合的时间，也是确定主角的时机。在某些形式的心理剧中，是导演根据**表演欲**或仅仅是内心的需要（有意识或无意识的）选定主角，来通过表演表达和经历某种情绪。对于表演欲，卡普（1994：57）写道"大多数人在心理剧中渴望去完成一个在生活中没有完成的行为"。一些导演喜欢通过团体意见，用选举或者毛遂自荐的方式产生主角，无论哪种形式，团体的意愿都是心理剧成功的必要条件。热身及选择主角的技巧有很多，将会在第五章详细讨论。

表演

　　表演环节是由主角和导演共同完成，通过表演来讲述主角的故事。一部心理剧通常包含多个场景，开始和结束于当下，在时间和空间里穿梭。没有任何计划，"没有剧本，整部剧是自发地被主角、辅角和导演即兴创作出来"（Holmes, 1991: 9）。这样一来，心理剧的旅程将从表面进入核心，从容易被感知到的，渐渐进入那些似乎困难和未知的部分。团体成员和房间里的物体被用作场景中的元素。例如，在儿童玩耍的场景中，一张椅子可以被用来象征任何物体——一艘船、一台电视或一棵橡树——只有想不到，没有做不到的。心理剧的场景可以简单到只有两张椅子、一个主角和另一个人，也可以复杂到有众多角色参演，媲美塞西尔·B. 戴米尔（Cecil B. De Mille）的史诗！例如：

迈克想与他的兄弟谈一谈他们之间的矛盾。导演让他想一个会面的地点。对于迈克来说，实际生活中似乎任何他们已知的地点都会使问题变得更复杂，甚至在某种程度上变味。因而他选择了一个"中立"地带并在舞台上放置两张椅子面朝彼此。尽管他明白他与兄弟的矛盾牵扯到很多人（家长、亲戚和伙伴），迈克坚持只要一个辅角坐在另一张椅子上扮演他的兄弟。整个表演是他们兄弟间的对话。

再比如：

约翰正在重现某处他曾得到快乐的地方。在落叶树林的深处有一块空地，荒无人迹。他的记忆是如此细致以至于团体中的每个成员都用来构建整个场景。有人扮演鸟儿和老鼠，有人扮演树木甚至草叶。成员们在这样的安排下感受到平静与统一，而在分享的环节，约翰从成员那里收获了这种感受。

表演可能集中在"真实的"场景：也就是说，事件和地点都是按照主角所记忆描述的那样。通常心理剧的过程是由导演和主角一起构建一个场景。在效果上，这个场景所叙述的是目前或近期发生的话题或问题，然后引出其他场景。有时导演会问主角是否会因为这个场景想到另外的，有时这种迁移是自然而然发生的：

安吉尔的第一幕发生在她老家的餐厅里，将要离开住了二十年的老房子。在表演之前，她告诉导演和团体她的孩子也是在这栋房子里长大的，因此想做些什么来平复现在的悲伤和失落。

开演时，安吉尔坐在一家人曾经一起吃饭的餐桌前，正在包上她最好的餐具，显得很悲伤。在导演的引导下，她大声说出了她的感受和心情。但她戛然而止，停了一会儿后又突然间说道："我记起来有一次我也是坐在这张椅子上，我的妹妹进来告诉我，母亲在逛超市时猝死了。我简直不敢相信，整个人愣在那儿。母亲是一个健康的人，充满了朝气，一点都不显老。我刚结婚没多久，当时觉得很崩溃。"

　　导演了解了她的心理状态，征求安吉尔是否愿意发掘失去母亲的心情。这场表演的时间设定随之转换，辅角也发生变化，安吉尔在这其中感受到了当时强烈的情感。

表演不仅限于客观现实层面，也可以到达**附加现实**层面。附加现实是指现实中没有发生过也不可能发生，言语无法描述的事件。

　　在重拾母亲去世那天的事件和心情后，安吉尔表示有很多没有来得及说的话想对母亲说。在导演和团体的帮助下，安吉尔搭建出了她们曾一起生活的家，她在那里出生时，她们曾在那里度过了无数温暖和亲密的时光。安吉尔告诉母亲她未曾谋面的外孙已经长大了，自己有多么想念母亲，以及多年来对母亲早逝感到上天的不公。

分享

当表演接近尾声的时候，就准备进入心理剧的最后一个环节了。在这段时间里，辅角卸下角色，主角重回团体，其他成员开始抒发感想，联想自己过往的生活，表达被主角打动的部分。分享环节没有分析和建议。主角已经冒险将自己的内心和灵魂毫无保留地展现给团体，因而此刻的他们是最脆弱和敏感的。这个时刻评论和阐释对他们没有任何帮助。

分享环节鼓励成员带着感情地认同主角。如此一来，在某种程度上能缓解主角被赤裸裸剖析的感觉，让他在"（房间中）成员的怀抱"里重新被包裹起来。辅角应该被鼓励参与"分享角色"。这是一个讲述扮演角色心得的机会。这个过程不仅可以给主角提供额外的信息，也是剖析被扮演的角色的强烈情感的手段。这个过程强调被扮演的角色的情感，而非辅角演员本人的。

芭芭拉是一名社工，长期忍受着工作上的压力。在芭芭拉的心理剧中，海伦饰演她的客户之一安吉拉。在这个角色中，海伦是一个沉默寡言的人，不愿接受芭芭拉的帮助。

在分享时段，海伦说道："安吉拉这个角色让我很震撼。我唯一能做的事情就是不理你——这是唯一不会被责备的手段。我知道你很受伤，但我喜欢这种感觉。我喜欢你将所有的注意力集中在我身上。我知道我必须给你一些回应，但我总是故意不让你如愿。"海伦停顿了一会儿接着说道："但我本身不是这样的人。我和安吉拉的不同在于我不会让别人去猜——我会直接告诉他们。"

分享对观众的治愈也起着重要作用。这个机会可以让他们宣泄被表演所激发的强烈情感，也可以让团体中的不安、脆弱和感性的成员感受到团体的拥抱关怀。霍姆斯（1991：13）写道，"在团体内公开分享这些话题可以增进成员间的互助、关心和理解"。这也是心理剧不仅可以治愈主角，也可以治愈整个团体的原因之一。

心理剧的技巧

在表演中，导演可以运用的技巧有很多。技巧的选择某种程度上取决于他们的个人喜好和理论认知，但对他们来说共同的问题是："此刻什么对主角是有帮助的？"布莱特尼夫妇（1988：151-157）在章节"心理剧技巧的原则"中介绍了种种基本的典型技巧并且说到（p.156）"心理剧的技巧可以说是无穷无尽的"。下面介绍一些应用最多的技巧。

角色互换

角色互换被许多心理学家认作所有技巧中最重要、最基本的。它是"心理剧的发动机"。通过改变"不同"的立场、性格和行为，让主角暂时和其他人或事进行角色转换。由辅角暂时替代主角的位置。

角色互换作用很多。在场景设定中，确立演出背景（时间、地点、人物）时，角色互换能以主角的视角，表达出剧中重要的人物给予辅角表演所需要的信息。随着剧情的进展，使用角色互换，团体、辅角和导演得以挖掘和"其他"相关的深层信息。例如，如果辅角不知道如何演下去，主角也察觉到辅角与其角色的反应不一致时，导演就会让主角转换角色："告诉我们应该怎么演。"

角色互换也可以让主角从他人的视角看待世界。虽然很奇怪，但似乎当主角变成他人之后会更了解他们自己。说他们的话，想象到他们眼中的图像，体会到他们的心情，这一切都似乎是主角作为自己的时候不可能知道的。角色互换的方式可以让主角对他们自己和剧中的其他事物有更深的理解。这个过程就如凯勒曼（1992：91）所写的："这种直接感受的经历足以对主角产生深远的影响。"例如（Wilkins, 1995：248-249）：

凯特是一名私人诊所的心理顾问，她希望"进一步了解她与客户杰拉尔丁的关系。对于这个客户她感到很苦恼，有时又感到畏惧"。在表演过程中，凯特与杰拉尔丁转换了角色。转换角色之后，凯特最大的一个发现就是杰拉尔丁非常不安和害怕——但她还是非常希望去信任她。卡特体会到的杰拉尔丁是一个非常孤单的人，封闭在自己世界里看不到出口——她感到不安（和让人不安）的行为似乎是由于她想逃出这个内心的牢笼所致。

在分享环节，凯特说道"直到她'变成'杰拉尔丁之后她才对她们之间的关系有了真正的认识"。凯特随后能以新的认知去处理与杰拉尔丁的关系。

替身

替身现在被用作两种不同技巧的统称：它们有时被称作永久替身和自发替身。

永久替身　在传统的心理剧中，替身是团体中的一员，在大部分或整场剧中一直与主角站在一起，模仿他们的姿势和行为。这种替身主要是起辅助作用。有时一个"伙伴"的存在本身都是有帮助的。当与主角产生共鸣，"替身能够表达出主角在剧中抑制或删减的情感"（Holmes，1991：11）。

自发替身　这种形式的替身是当团体中的某个不担任角色

的成员认为有没说到的地方或者有帮助的时候，在获得导演（有义务保证演出保持正轨，顺利进行）和主角双方的同意之后，主动担任替身，以主角的身份发言的同时不与导演和主角脱离。这种形式不仅可以提供新的领悟，也可以让主角感受到团体成员的积极参与和对这部剧的支持。

无论是哪种形式的替身，主角可以接受替身所说的，并用自己的话复述。相反地，如果这些话并不是主角想说的，主角可以拒绝。有时替身的话尽管"不准确"，却可以激发主角的个人意识："不对，不是你这样的——而是我这样的……"

镜照 镜照技术是一种心理剧手段，它让主角从场景外观看整个场景。主角被某一辅角代替，然后被带出舞台，旁观表演的继续或重复。布莱特尼夫妇（1988：169）称之为"真人版的录像带回放"。他还提醒到尽管此技术很强大，但"必须谨慎使用"。镜照的目的是鼓励主角"更客观地认识自己和外界的互动"。

寻找心理剧治疗师和心理剧的形式

想通过心理剧治愈身心或取得个人成长的人可以有多种选择。心理剧的实践有多种设定和形式。人们通常认为它是一种团体心理疗法，但它也可以实现一对一的治疗。团体成员可能定期见面，也可能只参与一次。

心理剧医师在哪儿

心理剧在各个保健服务中心（尽管有些只对被认为有精神治疗需要的人开放），以及一些社会服务行业包括志愿机构都有，但同样有些只对特定的客户群体开放。除了这些机构，大多数的心理剧治疗服务由私立机构提供。这些私人医师会打各类的广告进行宣传。心理剧训练中心（详见第八章）有时也会开放公开课，也是一个不错的获取心理剧治疗师信息的资源。

心理剧医师的职业身份

为了个人的健康着想，选择心理剧治疗师时最好从信誉良好的专业机构中进行选择。毕竟被职业机构所认可的治疗师必须经过专业的训练，并且遵守执业准则。在英国，有声望的心理剧治疗师很可能是英国心理剧协会的成员，在美国则可能是美国团体心理治疗和心理剧社团的成员，在澳大拉西亚则可能是澳大利亚和新西兰的心理剧医师、社会剧医师和角色训练师协会成员，等等。重要的是在进行心理剧治疗时要选择声誉良好的组织，有职业准则和道德准则，以及完整的投诉流程。专业的机构会发布机构中已注册的从业人员的信息，或以其他的方式为潜在客户寻找治疗师。

团体形式、密集式疗程和一对一心理剧

如果心理剧团体是长期的，也就是说固定的人在固定的时间参与治疗（通常一周一次），这样的团体可能是开放性的，成员根据他们与导演和团体签订的合约来确定开始和结束的时间。还有一种是限时的方式（持续一段时间，短则十个星期，长达一年甚至更久）。限时性的团体通常是"封闭式"的，由这段时间里固定的成员组成。在这种形式下，一次团体会面的时间在一小时至四小时，一般在两个半小时左右。通常在心理剧训练之前有必要体验一下这样的团体。

如果治疗是一次性密集式疗程，通常就以讨论会的形式持续一整天、一个周末甚至一整个星期。治疗在一天以上的团体有时会在住宅区开展活动，以使经历更加深刻。有些团体甚至会把背景选在充满阳光的假日胜地，如在希腊的斯基罗斯岛上。

在这些形式中哪种最好的问题上，心理剧医生们的意见不一。凯勒曼（1992：21）总结了双方的观点：

> 大多数医师认为集中的讨论会形式能加快治疗进度，因为促进了成员间的坦诚相见，情感参与和团体的凝聚力。一周一次的见面会进度较慢，但它对中心话题的循序渐进、反复挖掘可以使成员将他们从心理剧中学到的融会到日常生活中。

心理剧偶尔有一对一的情况，这时治疗师要一人分饰多角：导演、辅角、替身，或任何必要的其他角色。这对极度脆弱和敏感的来访者，或因任何原因不适合团体治疗环境的人来说是非常合适的。例如，班尼斯特（Bannister）（1991：85）写道："在导演分饰引导师、支持者和辅角的情况下，小孩子都能自然而然地使用心理剧的各种技巧。"

选择心理剧医师

选择合适的心理剧治疗形式很大程度上取决于潜在客户本人。是否有条件接受治疗（"我可以抽出一整个星期的时间吗？""我真的可以连着放弃二十个周四下午吗？""我的附近有心理剧团体吗？"）以及费用问题都能影响客户的决定，而且还要考虑其他问题。客户选择能够信任心理剧医师并配合其工作，这一点很重要。申请去一个地方偏远的密集式疗程，加之对组织者素未谋面，将不可避免地带来风险因素。对于长期的治疗团体，通常可以事先与治疗医师（或医师团队）会面。会面的时候可能有一个正式的（双方的）评估，但也可以是随意地问彼此一些问题来互相认识。就算是在某些没有机会提前见面的密集式团体，也是可以提前打电话的。

有很多问题在宣传文件里找不到，治疗师也不主动回答，但准客户们可能喜欢问到，其中有：

- 这位医师在业内的排名如何？
- 活动过程中有心理剧医师的监督吗？
- 我必须向医师和团体承担什么义务？
- 心理剧医师对我有什么义务？

我对任何准客户的建议是听从你的直觉，遵照你的自发性和创造性。对此刻的你来说，哪种心理剧是最刺激最理想的？你的直觉会告诉你，相信这个过程，你就能作出最好的选择。

第三章 热身：奠定心理剧实践的基础

训练的重要性

心理剧实践的第一步是下定决心开始一整套的职业训练。这很可能包括以客户的身份体验心理剧，参加讨论会，也以加入一个团体参与演出。准心理剧治疗师也可能有过一些相关的经历，例如，当过治疗师、护士、精神病医生、社工、教师或志愿者。卡普（1995：297）谈到过心理剧训练以及它的重要性：

> 心理剧训练是从事心理健康职业者的深造科目。通常在基础的职业培训之后还需要花至少两到三年的时间。就像一个初级的训练师会遵照自己的临床和理论进展，心理剧治疗师也会遵照自己的治疗和监督方法。心理剧是一个非常强大的治疗工具，因此只有在实践中得到训练的人才能从事该项工作。

如果一个人已经有比较丰富的理论知识和心理治疗的实

践，也有足够的资源（特别是时间和资金），他也要在两到三年的训练之后才成为心理剧治疗师，但目前来说训练一般需要四年的时间。

凯恩（Kane）（1992：43）也提醒过没有充足的理论和经验基础就开展心理剧实践的危害：

> 合格的从业人员必须进过严格的训练程序，要打好关于群体过程和动力学、心理学、人格学、治疗学和戏剧的理论基础。除此之外，还需要拥有丰富的经验，在训练的环境下，作为观察者、参与者、监视者，最后参与经典的心理剧团体的见面会，通过别人放入辅导，参与指导心理剧，成长为一名能独当一面的心理剧领导……所有从业人员不允许在没有受过训练或没有资历的特定领域里开展工作。

尽管有些心理剧技巧看起来很简单，似乎可以作为任何治疗的辅助手段，然而忽视卡普和凯恩的劝告是不明智的，也可能是不道德的，甚至极可能发生危险。在很多地方都有良好的、专业的训练课程（详见第八章）。训练有很高要求，需要花费时间、精力和（通常情况下）金钱。但收获却是巨大的，对于想从事心理剧治疗工作的人来说除此之外也没有别的选择。

不同的认证组织和不同的训练机构所开设的心理剧训练课

程是有所不同的，不过其差异程度不会太大。例如，在英国有许多被英国心理剧协会认可的机构都提供心理剧培训。每个机构根据训练者的兴趣和能力开设课程——北方心理剧学院强调以人为本。伦敦心理剧中心和群体分析心理治疗中心采用精神动力的理论框架，等等——但是这些机构也有许多相同之处，每门课程合格的学员都会得到英国心理治疗协会的专业认证。

在训练中，训练师不仅能获得心理剧以及相关学科的理论和实践知识，也明白了与客户和潜在客户之间的关系。这种情况下，兰利（Langley）（1994：12）提出要把握好界限，如下：

1. 清楚你在做什么和为什么要这么做。把理论基础运用到实践当中，并用理论基础检验和确认自己的做法是否合理有效。

2. 清楚自己个人和专业能力极限。

3. 规划好时间、空间和地点。

4. 注意身体接触的界限。

5. 将治疗、训练和社交分开，处理好个人生活和职业的关系。

6. 尊重他人、客户、同事和其他专家，他们有权利保有自己的界限。

只有当对以上规定非常清楚，并且能时常拿出来进行反思和严格检验，训练师才算作好了与病人见面的准备。

准备接待客户

成功完成一整套训练是心理剧从业者的第一步热身。第二步是从心理上和情感上准备好与客户接触。这意味着作好了准备，在特定的时间、地点成为一个团体的引导师。在与任何客户会面之前必须做好这项准备工作。除了向团体介绍见面的场所，还考虑一些实际问题（见下文），包括熟悉特殊客户群体的需要，这些需要可能和（打个比方）年龄有关；还有能找到他们的地方（监狱、宾馆、学校等），还要知道他们是如何看待自己，别人又是如何看待他们的（饮食不规律，寻求个人成长，出现幻听等）和其他问题。熟悉的过程可能需要阅读、反思、与知情人交谈或者通过其他途径，目的是能帮助从业者消除紧张情绪，以及获得恰当的信息。科尔蒂和卡森（1990：38）讲述了他们是如何为一群被性侵害的女性担任联合治疗师的准备过程。他们先通过头脑风暴的方式，提出存在的问题，考虑会用到的技巧和练习，然后请教了专业的导师。他们通过私下见面来"增进相互了解""讨论可能出现的问题、共同的期望和担心的事，也会在一起阅读"。科斯塔和沃尔什（1991：24-25）也强调过准备工作的重要性。

准备活动的一个重要部分就是审视。拿心理辅导和心理治疗这两个分支来说，审视自己的临床实践是心理剧医师的职业和道德义务。建议最好在团体会面之前，甚至与潜在客户初次见面之前至少要安排一次审视环节。这个环节是一次消除恐惧和担忧的机会，可以让从业者反思他们与客户及同事的关系，并且在有两个心理剧治疗师合作的情况下，处理好合作的关系。作为一位经验丰富的心理剧和戏剧治疗的导师，安妮·班尼斯特（Anne Bannister）（私人信件，1995）就要求联合治疗师们从力量的平衡角度审视他们的关系。她还说，"当他们效力于同一组织时，我们尤其要看性别、种族、年龄和（往往很重要的）等级地位这些方面。当他们服务于一个特定的客户群时，重点看经验上的不平衡"。

心理剧导演要有充分的心理准备是十分必要的。与此相比，是否熟悉客户群体、场景甚至每个人情况并非那么要紧了；准备得当就是治疗成功的基石，而自负是成功的头号劲敌。

还有许多心理剧治疗师在治疗特定客户群体时亟待解决的实际问题，包括：

1. 谁是潜在客户，该怎样向他们介绍治疗团体，团体中有什么东西能够吸引他们？

2. 团体成员的状态如何？

3. 团体会面的地点在哪儿？会面的场所的本质是什么，我该如何为心理剧准备场所？是否会存在限制因素，如果存在，如何克服它们？

4. 团体会面的时间有多长——包括单元时间和总时间？

5. 团体会面的具体日期和时间是何时？是否考虑了交通因素和成员的上班时间？

6. 每个成员要为团体承担多少花销？如果要收费，如何收？

7. 如何安排对成员的监看和辅助，还要（有必要的话）和我的联合治疗师共同商议？

8. 以怎样的性质与潜在客户事先会面？需要正式的评估流程吗？需要附加文件材料吗？

9. 我对推荐人有什么责任吗？如果有，该如何履行？

10. 是否需要规范在成员会面间歇期给他们提供辅助支持？

11. 我对这个团体的期望成果是什么？现在我应该做些什么来实现这个期望？

12. 我将如何处理特殊情况？

13. 我有没有记漏的？

这些问题的答案可能会因从业者、客户群和工作环境的不同而有所差异。比如，我更喜欢做一名联合治疗师（因为我和我的客户都能从合作关系中受益）。我喜欢在一些宣传材料（例如海报、传单之类的）上介绍我个人的情况和团体的目标，从而吸引客户。我倾向于选择一个非正式的但是很安静很隐私的工作环境，这个环境是我曾熟悉的，或者我已经预先熟悉过了。

团体定期会面（可能是一周一次，每次两到三小时）或者集中
会面一天及以上的方式我都喜欢。我从来不作正式的评估，但
我希望潜在客户在选择我之前有机会了解我。有些心理剧医师
喜欢单独行动，有些会故意设计好心理剧的空间，在其中搭建
舞台，有些很注重推荐和评估的环节。对一些从业者来说，封
闭式的团体（就是说，从头到尾都是固定的成员参与，开始之
后不允许有新成员的加入）和定期会面的团体形式效果最好；
对另一些从业者来说，集中训练式的，时间在（打个比方）一
天或一周，地点很可能是住宅区的形式……

　　许多组合都是有可能的，每一种都有它的优缺点。比方说，
如果两个心理剧治疗师共同合作，地位平等，他们是联合治疗
师——这就与独立治疗的机会不同了。独立的心理剧治疗师需
要对团体里发生的所有事情负责；而在联合治疗中，这些责任
就被分摊了，尽管每部心理剧一次只能由联合治疗师中的一个
来担任导演。一些心理剧治疗师认为两个同等地位的治疗师会
混淆客户，引起分歧与隔阂，并且（对一些持有心理动力学观
点的人来说）会使移情关系变得更加复杂。与之相反的观点是
联合治疗师的存在可以为客户提供更多的选择（当我作为联合
治疗师的时候，我会鼓励主角选择他们青睐的导演，然后另一
位就可以充当辅角），这也许会让（客户和联合治疗师们）多
一些安全感，也会加深移情关系，特别是当联合治疗师是不同

性别的时候。虽然这两种说法都尚未得到证实，但在一篇未发表的英国心理剧医师的调查中显示，已确立的男女混搭的联合治疗师如果清楚对方和团体之间的工作关系，他们可以为治疗提供多样性、可选择性、增强安全感，还可能增强男女不同视角的情感表达。需要强调的是，不管他们是否喜欢这样的工作方式，70 位调查对象中几乎所有人都认为公开透明和良好的监管在联合治疗中非常重要。跟心理剧中其他许多东西一样（还有其他心理治疗法），似乎只要客户能作出明智的选择，治疗师觉得最舒服也最信赖的方式才是效果最好的。

会见客户

一个训练有素的心理剧医师，在作好了心理准备，确定了团体的性质，熟悉了工作环境，并且能解答许多实际问题的情况下就可以开始招收、会见和选择潜在客户。具体做法又会因从业者和客户群体的不同而不同。一些医师喜欢推荐和评估的正式流程，而另外一些喜欢非正式的，这可能跟从业者的哲学思想有关。例如，正式的评估可以视为心理剧实践中的关键环节，但许多以人为本的从业者认为它是把治疗师的观点强加在客户身上，这是应该避免的，这也可能跟工作环境有关。在或者为政府机构（例如，健康保健机构）工作的医师，面对被认定为"病人"或者"有困难"的客户所采用的方法就和在私人机构里工作的医师面对那些自荐来的客户或寻求"个人成长"的客户的方法不同。霍姆斯（1995：96）在他的实践中区分了这两种开始的步骤。当他招收的是研讨会形式的客户时（不是针对病人），他不会采用正式的评估，而是"平等对待所有的团体成员，**期望**他们能以适当的方式表演，并且能对他们自己的行为负责"。然而，对于长期的治疗团体，他认为应该采用"更正式"的评估步骤，这对"个人和团体的利益"都是必要的。

虽然对于客户的招募和选择，心理剧治疗师的"评估"方法有所不同，但要找到合适的评估方法绝非易事。吉尔（个人通讯，1998），通过分别观察心理动力学医师和在医疗环境下以人为本的治疗师的评估过程，发现在治疗师和客户第一次接触时，虽然这两组使用的语言不同，但大部分内容都是相同的。塔特姆（Tantum）（1995：9）列出了一些"第一次治疗会面"的目标：

1. 建立与病人的密切关系。

2. 获取相关信息：

a. 做一次临床诊断。

b. 测试病人的长处和短处。

c. 确定病因。

d. 动力学评估（例如，内心矛盾、防御机制）。

3. 提供信息。

4. 让病人觉得能被人理解，燃起希望。

5. 提供治疗依据。

6. 让病人尝试一下治疗过程。

7. 鼓励病人继续治疗。

8. 安排更进一步的测试。

9. 选择合适的病人参加治疗。

10. 为病人选择合适的治疗方法。

11. 为疗程做实际的安排。

虽然这些目标都是按照医学和心理分析的说法陈述的，然而一个以人为本的心理剧从业者只会对第 2 点持严格的保留态度，但是会谨慎地操作 7、8、9、10 这几点。

无论是什么样的评估流程，对于一个有道德的从业者，目的在于确保"合适的"治疗师和客户之间的关系。这是个双向的过程，旨在为客户提供足够的信息去抉择是否采用这种治疗方式，这个治疗团体和这个医师对于目前的自己是否合适。塔特姆（1995：16）列出了一个实用的清单，上面有客户想从治疗师那里获取怎样的信息来作出判断：

1. 治疗过程是怎样的？

2. 与其他治疗过程相比如何？

3. 治疗的费用是多少？

4. 治疗时间是多久？

5. 治疗师的资历如何？

6. 是否会和其他人讨论病人？

7. 病人说的话是否保密？

开始的会面对于心理剧治疗师来说也是一次机会，让他们判断自己的能力是否适合在特定的环境下与潜在客户合作。这时医师需要考虑的问题有他们的知识水平、经验、安全性以及整个团体的幸福。这个过程不一定简单。

比尔和珍同意担任一个心理剧团体的联合治疗师，并且他们俩都做了适当的准备工作。他们在社区、公共图书馆，地方院校的公告牌上宣传他们的团体，散发宣传册给朋友和同事。这些海报和宣传册简要介绍了心理剧的过程，详细介绍了比尔和珍的背景、接受过的训练和经历，并且明确表示这个团体对任何觉得能从中受益的人开放。里面还包括地点和会面时间，团体的持续期及费用，以及联合治疗师的地址和电话，欢迎感兴趣的人前来咨询。

比尔和珍在接受电话咨询时都尽量以一种温暖、开朗和友好的方式去交谈，并建议预备成员与他们见面之后再报名。任何感兴趣的人都会被邀请来与比尔和珍在一个房间里单独见面，这个房间也是以后团体会面的地点。这些见面会通常在二十分钟左右，并且会在团体治疗开始前的两个星期前开始进行。比尔和珍认为这种会面不是"测试"，而是一次机会，让预备成员"确认"地点和治疗师，并且有机会问更多的问题。原则上，他们将此视为潜在客户明智地选择是否加入这个团体的过程。正因为他们相信客户能够判断哪种方式最适合他们，所以不存在拒绝客户的问题。这就是比尔和珍向客户介绍自己时的一贯方式，通常也是行之有效的。

这是非正式见面会的第二天，比尔和珍正在等待科斯蒂，也就是他们的最后一位客户。她迟到了，正当他们准备放弃等她的时候，门被一把推开了。招呼也没打一声，一个瘦小漂亮的女人就冲向了一张空椅子坐下，开始讲述她生活中各种恐怖的经历。珍试着打断她，先介绍自己和比尔并感谢科斯蒂，但并没有成功。科斯蒂讲述了自己如何被他人性骚扰，以及自己又是如何性侵犯他人的故事，充斥着折磨、孤独和绝望。不知怎么的，比起科斯蒂说话的内容，她说话的方式更令人讨厌和迷惑。尽管比尔和珍都是有经验的治疗师，他们有时也拿科斯蒂没办法，不知道怎样回答她。突然间科斯蒂起身离开了，就跟她来的时候一样突然，临走时她说，她确定心理剧非常适合她，并且会参与下星期的第一次团体见面会。

科斯蒂离开之后，比尔和珍面面相觑，不确定到底发生了什么，也不知道该说些什么。最终，珍打破了宁静，发表出她的质疑，认为科斯蒂不适合做这个团体的成员。比尔在科斯蒂可能对团体（以及联合治疗师们）产生的影响方面表示认同，但反驳科斯蒂似乎很需要心理剧，每个客户都有选择的权利。虽然之后两人都很快明白他们不会——实际是道德上不允许——让科斯蒂加入这个团体，但讨论过程还是持续了很长时间。他们需要找到一个理由来证明他们的直觉是正确的，并想出该如何告知科斯蒂他们的决定，让她知道他们理解她的需要，减轻她被拒绝的痛苦。他们把导师也请来一同商议，最终他们走出了困境，想出了一个实际的方法来解决这个急迫的难题。他们决定打电话给科斯蒂，解释他们认为目前他们提供的这种心理剧不能满足她的要求。他们还建议科斯蒂找珍进行单独治疗，或者把她推荐给其他心理治疗师。

比尔和珍采用的是非正式的评估方法——确实，他们不认为与客户见面然后介绍自己的过程是一种评估。在他们看来，这是让预备成员自行选择。特殊情况下才会由他们决定这个客户是否合适。而另一些治疗师的评估环节则更加严格。

艾莉森是一个在精神科工作的心理剧医师。根据她自身的经验以及从别人那儿知道的，她断定心理剧是治疗饮食失调的人群的有效方法。她把这个想法与她的临床学导师和上司沟通之后，被获准了可以在工作日提供给这类客户群体心理剧治疗。艾莉森于是把这个机会告诉了她的同事和其他专业人员（精神病医生、社区精神病护士、全科医生、专科服务人员，等等），向他们解释心理剧是如何在团体中运作的，以及为什么可以有效治疗饮食失调人群。她不仅告诉她认识的人，还发放具有解释说明文字的宣传册，其中还指明了文献的出处，确保内容都有据可查。

她每收到一个推荐人，就亲笔回信表示感谢，告诉推荐人她会及时汇报客户的进步，但也强调到心理剧团体的保密性。艾莉森认为这是一个必要的工作礼节。艾莉森还主动联系潜在客户，说明她的身份，她提供的是什么服务，然后提议见面来讨论，如果成为了团体的一员，要怎样做才是有利的。

第一次的约会（有一小时的时间）也是在对心理剧作一个解释说明，并且确保客户有实际的需要，因而艾莉森会作一个正式的评估，并做好文字记录。记录中包括客户详细的生平经历、联系地址和电话，注明客户会接触到的其他专业人员或服务，客户登记的全科医生的姓名和住址。接着她和客户一起制订了一个能在心理剧中实现的目标。

如果艾莉森和客户都认为这些目标是实际的，都认同团体在此时是一个能带来转变的工具，那么就进入最后一步，签订协议。在协议中明确艾莉森对客户的责任以及客户对艾莉森和其他团体成员的责任。如果艾莉森认为某些客户不适合这个团体，她就会说出来，小心明白地陈述她的原因。她也会和其他人讨论其他的选择。艾莉森的最后一步是让推荐人知晓这次会面的结果，整个准备过程才算完成。

不管采用什么评估办法，或怎样启动开始的过程，只有完成了它们，并且只有在参与者和心理剧治疗师双方达成某种协议之后，心理剧团体才可以准备会面。

第四章　设置场景：演出开始

有多少心理剧治疗师，就可能有多少种向团体介绍心理剧技巧和建立团体意识的方式。接下来就会讲到一些需要解决的问题，举例一些心理剧团体的新成员在最开始的第二或者第三个会期可能发生的事情。有的团体会进展得快一些，有的则慢一些。不同的来访者群体，以及心理剧治疗师的喜好、会期的次数和长短都会影响到这个过程的内容、方法和时间。

第一次团体会面

第一次团体会面的成员可能至少其中一部分，甚至有可能所有的成员都会感到陌生，不仅是对各个成员和团体领导，甚至对心理剧也是陌生的。心理剧治疗师的当务之急就是增进成员间的认同感，确保能建立起一个相互信任的氛围，这样才有利于改变、成长和治愈。从这方面来说，心理剧的开始阶段和任何一个寻求心理治疗或个人成长的团体会面的开头都很相似。这个时间不仅可以用来相互认识，确定团体的运作方式，还可以让成员找到属于自己的位置，慢慢融入团体。团体成员（也许还包括治疗师）或多或少会有些紧张，不确定接着会发生什么，正因为如此，他们才会尝试着去发现和探测相互接触的界限，想知道自己会不会被接受。心理剧治疗师的职责就是保证团体成员都互相认识（可以玩一个简单的"记名字"的小游戏），让成员能较早地有机会发表自己的担忧和期望，并且建立一个团体的规章和准则。

除此之外，还需要介绍心理剧的技巧和过程。正如霍姆斯（1995：90-91）指出的，在"评估"环节中用到的表演方法几乎没有，并且不管宣传资料或面对面会谈时介绍得有多详细，不亲身体验也无法完全明白。了解心理剧的技巧不仅是心理剧本身的必要前提，全面、系统地介绍它们也是一种消除成员的紧张和不信任的最好方法。幸运的是，营造团体氛围和心理剧入门是紧密相关的两个过程，因为后者可以在很大程度上触发前者。

当大家都相互知道了名字，或许每个团体成员都作过了简短的自我介绍，这种情况最有利于团体（和治疗师）共同构建出一套团体运作的规则。有些规则是预先决定好的（例如，会面的时间和地点，会期的持续时间），但有些必须由大家共同决定，包括迟到和缺席的规定，还有最重要的是保密守则。

明确什么是"保密性"对任何团体来说都是建立和维持信任的基础。尽管各类团体的治疗师都明白保密工作的重要性，但有时人们总以为所有人都明白其意义。事实往往与此相悖，加上团体成员在保密性的问题上通常都对自己和他人抱有不切实际的期望。心理剧是一个令人振奋、具有挑战性、唤醒情感、了却心结的过程，不仅会引起主角的怀疑和不信任，辅角和观众也是一样——这是一个关系到在场所有人的团体疗法。心理剧唤起的强烈情感通常要以某种方式消化，但在团体中可能没有足够的时间和机会。并且，有些情感还与成员个人生活中的其他人相关——这就必须在团体外去消化。

在心理剧团体中发生的事情终将可能在团体外被谈到，重要的是成员要协商出一个安全和体面的方式来谈。心理剧的发展交织着很多成员的故事，这个特点让成员很难在讲到自己的经历时不牵扯到他人。成员如何在讲述自己担任辅角的经历时（这或许对他们的发展历程有深远的影响）不提及主角？如果允许提及他人，怎样才能保护他们的隐私，不被人知道名字？不仅名字可以透露一个人的身份，他的角色、工作或生活的地方、年龄、性格等也可以。如果团体成员不能在团体存在期间自由地谈及团体，他们以后可以这么做吗？还存在许多其他的问题，每个团体都有他们自己的方式来处理团体中出现的问题。作为一个领头人，我会确保团体成员都明白这些问题，并强调互相尊重，说话的内容和方式都是很重要的。我还指出不管我们建立了怎样的契约，在必要的时候都是可以修改和协商的。

信任

科里（1994：96-97）写到过信任在团体活动中的重要性。他指出作者们一致认同，信任是心理治疗团队持续发展的基石。他说道："没有信任，团体成员就不可能深入交流，不会深入发掘自己，也不会向别人发出建设性的询问，整个团体就会在相互猜忌中止步不前。"一个成功的团体是建立在成员对治疗师、对他人和对心理剧方法的信任的基础之上。但要做到这一点并非易事。虽然有制定好的规则作为支撑，但只有当这些规则真正被人遵守和奏效之后，它们才有利于营造出相互信任的氛围。不仅要学会信任他人，还要让他人信任自己。如果团体领导人可以证明团体是一个安全的地方，每个人都可以变得真实、开放和诚实，这就能在最大程度上加深信任。在我看来，就是要将心比心（也就是说能敏锐察觉到他人的内心活动），表里如一（真实、不要心机、内在和外在要统一）还有最重要的，易让人接受。如果一个真诚的人，坚持自己的本性，并真心地试着去理解他人的感受，与他们沟通，接受他们本来的面目，并持之以恒，那么，久而久之就会建立信任了。不同的心理剧治疗师可能会有不同的理解，但基本的目标和方法都大同小异。在心理剧的世界里，赢得他人信任也是要以适当的节奏向团体成员介绍心理剧技巧，让他们能表达他们的疑惑和观点。库姆斯（Coombes）（1991：19-47）写到了应该信任心理剧的方法，并谈到如何加深这种信任，什么东西会破坏信任。

科里（1994：96）认为鼓励成员把他们为什么不信任团体的原因说出来，有利于建立良好的治疗氛围。和其他的团体疗法一样，在心理剧中这是一个应该尽早完成的工作。同样有效的做法是鼓励成员表达出他们的困惑、担忧和期望，让他们有机会表达置身团体的感受。根据心理剧治疗师的理论倾向和团体性质的不同，他们可能会，也有可能不会参与诱导练习。下面是我个人实践中的一个案例，其他治疗师可能会有不同的做法。

今天是团体会面的第一天。八个成员以及他们的团体领导——保罗，已经互相知道了姓名，并且达成了一致的协议。保罗拉了一张椅子坐到房间中央，"这张椅子，"他说，"代表了整个团体，或许有人认为代表了心理剧整体。我想让你们做的是在房间里寻找一个地方，这个地方能够反映出你现在对这张椅子的任何看法。我建议你们就在房间里转转，直到你找到最让你舒适的地方。不要想太多，跟着你的感觉，直觉走。这可能关系到他人是如何定位的，还有椅子、团体、心理剧或其他的事物。当你找好了地方，就站住别动，我会过来跟你交流，然后我想听你自己说为什么要选择这个位置，以及你的一些感受。"

九个人都转悠了一会儿，然后一个接一个地停了下来。保罗朝着房间的最边上，离一面墙的中心只有几步。他说道，"好了——所有人都找到自己舒服的位置了吗？"大家纷纷回答是。"很好，"保罗说道，"现在你们可以说说自己在哪儿以及为什么在那儿。我先说——这样看上去比较公平。

在我看来，这张椅子就是这个团体，是第一次相聚的我们。我现在离它有点远，但我是面朝着它，可以很清楚地看到它——这才是我的重点。我也可以看到你们每一个人，我很喜欢这种感觉。站在这里我有一种蓄势待发的感觉。准备好了就走进团体并开始表演吧。"

接着保罗离开他的位置走向唐娜。他把手放在唐娜的肩上，唐娜说道："我站在这里因为我想站在靠窗的地方。我也不知道为什么，就是觉得不错。我可以看到整个团体，这种感觉很好——但我现在还不想靠近。"

保罗走向格温，她正躺在位于椅子和墙壁之间的地板上。保罗弯下腰来把手放在她的肩膀上，她说道："我现在觉得非常心平气和，非常轻松。我就想在地板上吧嗒吧嗒地走动。我试着站起来但感觉不对劲。我喜欢这个地方，虽然很多人我看不清，但我知道你们在那儿。"

下一个是弗雷德。他正站在大约房间中央的位置，一只脚踩在椅子腿上。他说："我站这里是因为我非常想要走出去接触这个团体。我觉得已经开始慢慢了解你，并且我非常想继续做心理剧。"

贝蒂站在门口。"我不确定自己是否真的想成为这个团体的一员。我想做的只是尽量阻止自己冲出这个门然后回家。"

罗伊也站在靠近门的地方。他说："我选择这里因为我喜欢可以自由进出的感觉——但实际上我感觉还不错，我非常喜欢这里。我可以看见所有人，并且我离贝蒂还有保罗都很近，我喜欢这样。"

苏还是坐在她之前的椅子上。她说："我就是不想动。我似乎真的没什么精力。我想过靠近团体，但我还是觉得这个地方好。"

多乐茜把自己放在离房间非常远的一个角落，背靠着墙。"我来这儿是为了远离大家，"她说道，"我现在一点也不想被亲近。不是团体的原因——是我个人的原因——我就是这么一个人。"

最后，保罗来到伯尼的身边。伯尼把自己的椅子搬到离代表团体的那张椅子大约两米的地方，然后站在椅子上面对着它。保罗碰了一下伯尼的肩膀，他对着椅子说道："我选择这里是因为我非常想要了解你。非常想要达到跟你一样的高度，因此我搬了一张椅子。尽管我想被亲近，但目前还没有准备好——所以我想保持一点距离。我现在觉得既好奇、兴奋，又有一点恐惧。"

所有的团体成员都发完言了。保罗回到自己的位置上，问是否还有人想说点什么，是否有人想换个位置。多乐茜从角落里迈了两步，害羞地笑了。"还有人吗？"保罗问道，"没有了？那好，请大家都坐回一个圈，我们继续。"

用一段时间谈论了成员们以椅子为参照选择位置的经历后，成员们一致认为可以接着下一步了。从之前带来的一个破烂的超市购物袋里，保罗拿出了一顶看上去皱巴巴的帽子，并把它放在地上。

"我把这个叫作'帽子里的恐惧'"他说着，同时把一张纸撕成了九条。"我想让你们做的是拿到纸条，在上面写上你所惧怕、忧虑、警惕的东西，等等。就是一些你在团体中的担忧。不要写你们的名字，也不要在内容上暗示你是谁——以确保它是匿名的。

"当你完成之后，把纸条折好然后放进帽子里。等我们都完成之后，我会依次走到大家身边，每个人抽出一张纸条，然后轮流念给所有人听。即使你抽到的是你自己的也没关系——我们其他人并不知道。"

每个人都拿走了一张纸条，回到座位上。有些人写得很快，有些则显得略有所思，过了两到三分钟帽子里就有九张纸条了。

"好了，"保罗拿起了帽子，"现在我要依次来到你们身边，然后你们每个人抽出一张纸条。你可以先看你自己拿到的纸条，但要等大家都拿到了并且看完了自己的纸条后再大声念出来。"保罗拿着帽子围着大家走，把最后一张纸条留给自己。一个接一个的，纸条上的内容被念了出来：

"我害怕我会变得不安或情绪激动。"

"我担心我会因为不够努力而让人失望。"

"我可能会控制不住自己的情绪。"

"我担心别人会不喜欢或者不接受我。"

"我害怕如果让你们看到我真实的样子，你们就会不喜欢我。"

"我害怕是因为不知道接下来会发生什么。"

"我不知道自己是否能胜任这份工作——如果我不能，意味着我会让你们失望，这也是很可怕的。"

"我害怕你们不接受我。"

"我害怕暴露自己之后被他人拒绝。"

当所有的担忧都被读出来之后，整个团体都陷入了安静和沉思。

"好了"保罗说道，"我想知道当你们听到自己的恐惧被别人念出来之后的感受以及听到别人的恐惧的感受，还有你们读到自己的恐惧时的感受。"

唐娜再次看了一眼自己手中的纸条。"真正让我感到惊讶的是，"她说道，"我本来也想写这个的——我没有，但我本应该写上的。你们说的任何一条恐惧我都有。"

"是的，"伯尼说道，"对，得知我所有的恐惧在大家身上都有，这让我感到很欣慰。"

"我现在不那么害怕了，"贝蒂说，"听到我自己的恐惧被念出来的感觉真的很奇怪。虽然它依旧是我的恐惧，但听到其他人念出来之后我感觉好受多了。我也赞同唐娜和伯尼的观点——得知不止我一个人害怕所有的这些事情，使我的观念发生了很大的改变。我以前一直认为就只有我一人害怕这些。"

其他的成员也表达了差不多的观点。似乎所有人都很惊讶原来其他人也有和他们同样的恐惧，因此而感到欣慰。不知怎么地听到自己的恐惧被念出来后就没有那么害怕了。

以上的故事围绕两个诱导练习展开，这在心理剧中很常见。然而，除了建立团体间的信任感和凝聚力，它们还可以作为心理剧和社会组织诊疗基础的入门。团体创造说明了空间关系可以一定程度上影响思想和情感的表达——这是心理剧表演的重要一环。在这个剧中一个没有生命的物体（椅子）扮演了一个角色——这类由物体代表人类，由人类代表物体的做法在心理剧中是广为采用的方法。创造本身就是成员之间人际关系的一个缩影，因而是一个社会学行为。"帽子里的恐惧"引入了由他人代替自己说话的概念，因而与担任辅角、替身有关。同时引入了心理剧会议的形式：有热身（自我介绍和建立联系）、表演（团体雕塑和"帽子里的恐惧"）以及分享环节（成员有机会说出自己听到他人的恐惧时有什么感受，以及这些恐惧与自己有什么关系）。

第二次团体会面

一旦新的治疗团体的成员们和团体领导有机会互相认识，并说出他们的恐惧、希望和期待，很多心理剧治疗师就开始详细地介绍他们的技巧。团体的成员有必要了解一些概念，例如，担任角色、设置场景、角色转换和替身。有的心理剧治疗师可能会逐一解释它们，但大多数除了解释之外还会仿照导演让主人公"不要说，做给我们看"的思想，通过让团体成员参与其中的方式来引入心理剧的概念。

设置场景对心理剧表演来说是至关重要的，指的是在团体有限的空间内，创造过去、现在或未来的真实或想象时间和空间。一个基本的场景设定练习可以引入许多心理剧元素，增进团体见的凝聚力。例如：

这是由乔和皮特组织的第二次团体会面。他们和团体成员先聊了一些自己此时此刻的感想，以及上一次会面之后发生的事情，接着他们向成员们说明即将做一些场景设置的练习。

乔说："我们想让你们回想一下能让你们感到安全和舒适的地方。也许是一个你们熟悉，经常去的地方，也许这个地方并不存在，但让你们心驰神往。这都不重要——重要的是这个地方对你们来说是特别的，你们在那儿感觉良好。我们要你们做的是花时间想一下这个地方，然后与团体里的其他人说一说属于你们的小天地。最后，你们中的一个或者两个人将要利用这里的人和物展示给我们你的小天地。我知道想象的过程会有些困难，但暂时不要担心，如果你们有需要，我和皮特中的一个人会帮助你们——这是我们的职责所在！"

皮特站起身来，走到房间的正中央。"好了，"他说道，"坐到一个能让你们放松心情的位置，然后开始想象一个你们感到安全和舒适的地方。如果这个建议对你们有帮助，你们就照着我的建议去做，如果没有，就无视我，继续做你们的事。"

一些团体成员移到了其他的座位或房间的其他地方，另一些则原地不动。

"闭上你的眼睛，"皮特用他低沉又温柔的声音说道，并且在每一条建议后都停顿一会儿。"在你的眼前浮现出这个特别的地方。一个让你感到安全和舒适的地方。你看到了什么？什么形状和颜色的？你听到了什么？你尝到和嗅到了什么味道？有人跟你一起吗？在你的小天地里感觉如何？慢慢感受，让你自己身临其境。"

过了几分钟，乔说道，"好了，现在找一个搭档，分享你们的小天地。你和搭档每个人都可以尽量或多或少地描述你们的小天地，你们有十二分钟的时间，我建议你们轮流来——一个说一个人听。当时间过半的时候我们会提醒你们。"

大家迅速组成对子，任务开始了。乔走向皮特，坐到他身边。一些对子在大笑，一些专注地与对方分享，但所有人都似乎全神贯注。

"你们还有六分钟。"皮特说道，"如果你们还没有交换角色，现在可以开始交换了。"

又过了一会儿，"只剩一分钟了，你们需要再多一些时间吗？"

所有的人都在十二分钟以内完成了任务，并且在乔和皮特的邀请下坐成一个圈，利用这个机会分享一下刚才的经历，听一听别人的小天地。

"有人愿意在这里展示一下他的小天地吗？跟我们分享一下？"皮特问到。大家沉默了几分钟。

"如果有人想分享的话我也不会介意，"桑德拉说，"我不知道我行不行。"

"没关系的，"皮特说，"我们知道怎样去帮助你，但首先还是看看有没有其他人想来分享。有人吗？没有？好吧，桑德拉，如果你想尝试，舞台是你的了。你想和谁一起合作，我还是乔？"

"我选乔，"桑德拉说，"可以吗？"

"当然可以，"乔从位置上起来，坐到桑德拉身边。"我很乐意和你合作。

那么——说说你的小天地吧？它在什么地方？有名字吗？"

桑德拉说，"它位于我出生的那个小岛的沙滩。我以前经常和我妈妈去那个地方。我们会去野餐或者游泳。那里总是晴空万里，我怀念那儿的阳光！"

"好的，"乔说，"这是家乡的沙滩，现在我们尝试着把它带到这里好吗？"

"怎么做？"桑德拉说。

"我想我们可以一起边走边想。我们可以先在这个房间里找到一个代表沙滩的地方吗？它有名字吗？"

"是的，我们以前叫它粉色湾，因为那里遍布着粉红色的花——那里的礁石都有一点粉色。"

"非常好。你想让房间的哪一处变成粉色湾呢？"乔说道。

"我觉得那边靠窗的地方吧——至少它看上去很阳光。"桑德拉说。

"那我们去那边吧。"乔跟在桑德拉的身后走着。

"好了，桑德拉，现在我们身处于粉色湾了是吗？"她问到。

"是的。我们正在村庄下来的那条路上，走到这里就可以看见沙子和大海了。这上面绿树成荫，走着走着突然看见一片粉色，金色和蓝色，明亮到可以刺伤你的眼睛。"

"所以我们正在路上，并且可以看到沙滩了？"乔说道。"我们再来看看能否找到一些人和物来使这个场景更加真实——我不知道是否表述准确——总之要把它带到这里来。告诉我你看到了什么。"

乔站在桑德拉旁边，仿佛真的看到了粉色湾，沐浴在阳光下。"一个破旧的木筏，"她说，"这个东西重要吗？你想让它出现在你的场景中吗？"

"是的，我想。"

"好的，在这个木筏上可能有谁？别想太多，通常第一个浮现在你的脑海里的是最有用的。"乔说道。

"我觉得是鲍勃——可以吗鲍勃？"桑德拉问到。鲍勃点了点头。

"那么鲍勃可以在旧木筏上，"乔说。"木筏在哪儿呢——你能告诉我们吗？你可以走去那里扮演一分钟的木筏。这可以让我们其他人知道它长什么样，我想这对鲍勃来说更有帮助。"

桑德拉走到房间中央，肚子朝下平躺着，手和脚伸展开来。

"你现在是一个在粉色湾漂流的旧木筏，"乔说，"我想知道你有什么想对大家说的？"

"这个木筏很旧很……"

"你能以木筏的口吻说吗，"乔打断道，"你现在就是它。"

"噢，"桑德拉说，"好吧，我很旧——在这里有些年头了。孩子们朝我游过来，爬到我身上——然后大笑着，尖叫着跳下去。"

"木筏，你看到了什么？"乔问道。

"不多，就是很深的水域。但我听到很多。有孩子，他们的父母在沙滩上呼唤着他们，还有海鸥。"

"关于你自己还有什么想要说的吗，木筏？"乔问道。

"虽然我看上去破旧松散，实际上我非常安全。"桑德拉坚定地说道。

"很好——你现在可以回来继续做桑德拉，我们让鲍勃扮演旧木筏。对于你自己的木筏身份，你还有什么不清楚的吗，鲍勃？没有？那请过来扮演一个漂浮在粉色湾海面上的旧木筏——就在桑德拉刚刚演示的地方。"

"到了这里还能看见什么其他的东西？"乔对桑德拉说，她们再一次并肩走在前往海滩的小路上。

"噢——还有一颗巨大的树，我怎么给忘了？当太阳太大，我们游泳又累了的时候，我们经常花很长时间来爬它。它曾经又高又壮，枝繁叶茂。"

"它现在又高又壮，枝繁叶茂，"乔说道。"那么——你需要在场景里放这棵树吗？"

"我需要——但是它太大太高了，这是个问题。我可以多找些人吗？"桑德拉说。

"这是你的场景——随你处置。"

桑德拉环视了其余的成员们，"我想让利亚姆、萨拉和杰米来扮演这棵树因为你们都很高。"

"你能给他们演示下你想让他们如何扮演吗？"乔问道，"人多的时候有点困难，但你可以一次教一人，告诉他们作为这棵树应该是怎样的？"

桑德拉带着她选的这三个人，示范他们该如何站立，双手高举在空中互相环绕。示范完后她再次站到乔身边。

"这对吗？"乔说道。

"不对，"桑德拉说，"他们不够高——我想让他们再高点儿。"

"怎么做呢？"

"他们能站到椅子上吗？这样可以吗？"

"试一试吧，"乔说。

利亚姆、萨拉和杰米都站到了椅子上。乔让桑德拉依次替代他们每个人，以树的口吻说话。

"大树，你能用三个词来描述你自己吗？"

"强壮、智慧、有安全感。"桑德拉在她站的位置依次答道。

之后桑德拉继续建造粉色湾，团体成员们扮演着海鸥、晒太阳的海龟、海浪和给予这个地方名字的粉色花朵。完成后，乔让她站着看，重新感受一下粉色湾。桑德拉站着看自己建立的场景，脸上掠过万千种情绪。

"离开之前，你想对粉色湾——你的小天地说点什么吗？"乔问。

"想，"桑德拉叹了一口气，"我非常想念你——我曾经是那么快乐，真希望当时我能留下来。"泪水润湿了她的眼眶。

"我猜想再美丽、舒适的地方都有些令人伤感的东西，"乔说道，"特别是当我们要离开它的时候。"

桑德拉点了点头。

"在你离开之前还有别的要做的事情吗？"乔问。

"我觉得没有了。"桑德拉说。

"那好吧"，乔说道，"现在就该拆分这个场景了——就跟设置场景一样，这也是你的工作。这就象征着重新连接我们开始的时空——星期二晚上的团体聚会房间。所以，如果你准备好了，就可以带着每个人回到他们的位置上，把椅子放回原位，然后我们可以开始做分享练习了。"

当成员们都坐回原位，围成一个圈，乔邀请在粉色湾的重新构建中扮演过角色的人来分享一下他们的经历。鲍勃说道当木筏撞击到海面时那种强烈的、平和的、宁静的感觉；萨拉说道她很开心能拥有大树的强大力量，以及自己伸向太阳，让人们聚集在她的底部避暑时心中的喜悦；露易丝（扮演海鸥）分享了她飞翔在海面上方所感受到的自由。所有的演员都向桑德拉诉说了他们的感想。

当角色分享结束后，乔邀请成员们告诉桑德拉这次重建粉色湾的经历与他们自己生活的联系。有的说到童年时的欢乐，有说海边度假，有说喜欢阳光，但也有人说到离别和失落。乔和皮特也分享了这次与桑德拉一同去粉色湾的经历所让他们回想起的事。

虽然还比不上完整的心理剧表演，但粉色湾的故事包含了许多心理剧的元素，包括场景的创建。桑德拉是一个主角，扮演了她的场景中的部分元素，但角色转换的经历有限。她经历了，例如，旧木筏，海鸥和大树的世界。其他的成员第一次担当了辅角，此外，还引入了分享的形式——开始是分享角色经历（既可以帮助演员脱离角色，又可以给主角提供更多关于表演的信息），然后是个人经历的分享，在不分析、不批评的情况下与主角的经历发生联系。

心理剧的其他元素也可以用类似的方法引入。例如，团体可以邀请每个人想一个他们熟悉的人，并复制这个人的性格特点、行为、走路、坐立以及说话的方式。

这是团体的第三次会面，大家一起待了大约二十分钟，团体领导简说道，"上个星期我们做了一些场景设置练习。弗兰克带我们一起去了荒野中的石林，我们还去菲利帕家共享了圣诞晚餐。这个星期我想你们需要进行角色转换练习了。角色转换是心理剧的一部分，指的是属于某个人的心理剧，变成了其他人或事的心理剧。可能你会变成你妈妈或你的床头柜——真的是任何东西。这与辅角不同，上星期你们都担任过辅角，因为辅角仍是你自己剧中的一部分，而不是他人的。

"我想让你们做的是想某个你熟悉的人，一个朋友、某个家人、在工作或社交活动中认识的人，然后你们将有机会扮演一下他们。

"当你想到他们之后，花时间去想象下他们是怎么坐、站和走路的，然后试一试——假设你就是那个人在房间里走动。如果你们喜欢，可以在路过某人的时候做你认为他们会做的事。然后继续——勇于尝试！"

团体成员坐在一起想了会儿，有一两个人看起来不太确定。最终他们开始在房间里走动。有人拖着脚步，有人大步向前，昂首挺胸——其他人的步伐和他们自己没有多大差距。

过了几分钟，简说道，"好了，现在都停下来。我想让你们每个人找一个搭档，两人一组，轮流以你选择的那个人的方式说话——或者你可以选择其他人。说话的内容并不重要——甚至可以谈论天气——但最好讲些你的伙伴真正感兴趣的内容。当你变成听众时，就做你自己。你们有十五分钟。时间过半的时候我会提醒你们。"

时间到了，简让成员们把他们的座位摆成一个圈，让他们分享成为他人的感受。

"这种感觉真的很奇怪，"金姆说，"我演的是我的前男友，直到我像他一样坐着跟小姑娘说话，我才意识到他有多么紧张。我们在一起约会了这么久，我竟然从来都不知道！"

"我演我老板，"乔治说道，"当菲尔问我是否喜欢我所做的事，我马上说了'不'。我确定这个回答是正确的。但如果你早些问我是否喜欢像我老板一样谋生计，我会说是。但我不明白这是为什么呢？"

团体的其他人也分享了他们对自己所扮演的人的生活和内心世界的看法。他们也一致认为扮演他人比自己之前想象的容易。

片段剧（简短的，微型心理剧）也可以用来作为新团体接触心理剧的引导。鲁克斯莫尔（1995：6）写道：

　　由于片段剧被定义为比传统的心理剧表演要简短，它们在一个团体形成的初期会非常有用。它们的简短可以让忧虑不安的成员们尝试一些心理剧的重要方面——例如场景设置和角色转换——不必担心他们还没准备好。成员们可以从片段剧中得知心理剧的技巧，也可以借此走进其他成员的世界："这是我的厨房，我大多数时间都待在这儿。"

　　片段剧是一个嵌入式的表演，探索一个场景，也许只包含一个主角和一个辅角（例外情况下会多一些，有时一个都没有）。它通常是一段主角和其他人（或主角的另一人格）之间的对话。他人的角色可以由团体的其他成员扮演，也可以用一张空椅子来代替。通常片段剧的时间是有限的，导演和主角达成一致大约需要二十分钟（正常的心理剧会持续一个或两个小时），并且有一个特定的目标。这个目标可以是完成与某人没做完的生意，说曾经未说过的话。场景的设定不会像完整的心理剧那样煞费人心。

　　在形式最简单的片段剧中，需要主角摆放两张椅子，形式看上去要像有人要坐在那里交谈。其中一把椅子是主角的，剩下的是为参与到对话中的另一个人准备的。片段剧能提供很多角色转换的机会，并且如果导演和主角愿意，可以自发地运用替身技术。第二章中提到的迈克尔和他兄弟的对话就是一个典型的片段剧。

第五章　第一幕：开始行动

"相遇"的重要性和团体历程

在熟悉心理剧的团体团队中，见面会通常是遵循同样的模式。最开始的过程是成员聚集到一起，可以把这个过程简单地当成一次"签到"，也就是成员们花上一点时间谈论他们最近过得怎样以及生活中发生的重要的事情，或者利用这段时间讨论一下大家的问题。心理剧是一种精神治疗和个人成长的团体疗法，而不仅仅是一套表演技巧。团体相处的过程是心理剧的重要部分，成员间的人际关系（包括团体领导）通常可以在这段时间当场确定下来。这种相遇的过程，在莫雷诺和罗杰斯（1970）看来，是一个人的真实自我和另一个人的真实自我相遇。这不仅仅是煽情的自我表露，有时还会发生冲突，但冲突并不是有人故意挑起的。相遇不单单是情感宣泄或思绪整理，而是大胆说出或展现出"这就是我"，然后询问"你是谁？"，试图了解彼此。精神发泄和冲突解决可以是这个过程的结果，但与其说是目标，不如说是一种副产品。相遇的目标是增强自我接纳、真实性、对他人的开放度，强化自主性以及实现与生俱来的创造性。

在心理剧中，相遇有时仅仅被定义为一种表演方式，即一个人在心理剧舞台上真实地遇见其他对自己有重要意义的人的过程。不管表演中设定的时间是在何时，相遇总是发生在当下。然而，"相遇"也可以适当地用来表现团体成员"此时此地"在心理剧培训课上的互动过程。强调在场在心理剧中是很重要的。布莱特尼（1997：xvi-xvii）记录的是莫雷诺杜撰了"此时此地"这个术语。黑尔兄弟（1996：36）写道："相遇发生在此刻，此时此地……尽管移情和反移情作用会被强加在此过程中，相遇仍是心理剧治疗过程的重要基础。"

写到心理剧，科里（1994：209）指出通过相遇的过程"人们不仅是在见面，而且更加深入地有效地了解了彼此"，并且"它能增强团体成员间的团体意识，建立信任感，这对心理剧的成功是很有必要的。"一旦团体正常运转，这种信任和理解就会在心理剧之外建立起来，它也可以是成员间和导演直接参与的成果。同样，抛开其他问题不谈，团体中的问题，特别是有关成员间的人际关系或者成员与导演间的关系问题通常会呈现在心理剧的舞台上。对于哪一种方法更好，心理剧医师们有着不同的观点。有些喜欢专注于表演，以此作为解决团体问题的方式；有些认为着眼于解决团体间的人际关系问题有利于心理剧的成功，"只顾表演"而省去了团体历程是不利于成功的。有时，相遇和表演可以携手并进。例如，威廉斯（Williams）（1989：187-190）引用了一个临床案例来说明怎样同时运用这两种方法来解决成员和导演间的问题。卢克斯莫尔（1995：15）也讨论了片段剧在团体历程中的作用。他写道：

> 用片段剧来做解释说明是解决团体问题的方法之一。当主角不愿意冒险去和房间里的另一名成员直接对话时，片段剧可以帮助主角利用空椅子和角色转换来讲出他对这名成员的看法，这样一来不仅说出了自己的想法，也让大家看到了一个人在他人眼中的形象和自己的实际形象之间的不同。

可以肯定的是如果团体成员间的人际关系问题被怠慢忽视，那么即使完成了一部心理剧作品，它也往往是肤浅的。怎样解决团体间的问题并不是关键（不同心理剧治疗师有他们喜欢的方式和理由），关键在于这些问题能否得到解决。

热身

热身是传统心理剧中的三个基本要素之一（其他两个分别

是表演和分享）。布莱特尼（1997：42）写道，"活动前的热身是让成员逐渐自主地融入活动中"。心理剧中的热身过程是成员逐渐加入的过程，以团体为中心，建立起对组长和在场成员的信任感，在理性思考的同时不排斥直觉、想象和感性思考，制造出一种娱乐氛围，让成员能渐渐做好准备去冒险，去遇见全新的人物、地点、思想和事件。做体育运动和跳舞等也是热身的方式，因为心理剧的热身通常也需要身体的参与。可以通过移动或者做事情来激发能量，唤醒心理剧所需的身体意识。乔纳森·莫雷诺（1994：106-107）通过比较热身与单纯的"对话疗法"，阐明了心理剧热身的作用，"参与到明显的身体活动中能大大增加主人公对话题的情感投入"。

在给团体成员热身之前，心理剧医师也需要给自己热身。热身能让组长充满能量，把注意力集中到团体和眼前的任务上。这段时间内可以思考团体能带来的机遇，以及可能出现的障碍。也许最重要的是让组长利用这段时间先评估自己，然后再会见客户。例如，组长的个人生活中出现的问题需不需要在一开始就解决、搁置或者公开，以保证团体的正常运作。组长对团体有何看法？有什么样的偏见会阻碍组长与成员间的交流？团体中有表演和娱乐的欲望和参与行动的动机吗？组长能"随大流"吗，或许甚至认为在以后的培训期中不会发生任何"戏剧性"的事情？一个准备周到的心理剧治疗师会在团体会面之前就处理好以上的一些或者全部的问题，但进行一次内部的检查总是没有错的。与联合治疗师商量也是有用的——联合治疗团队可以利用这个机会互相热身。

又是一个星期四晚上，比尔正在去出租房的路上，这个房间位于当地社区的中央，是他和简用来定期举行心理剧团体聚会的。他大约会在团体活动开始之前的20分钟内赶到。他边走边想着今天发生的事情以及一会儿的见面会。他走进了大楼然后拐进了厨房——简已经到了，并且已经开始烧水了。

比尔和简边喝奶茶边开始坐下谈话。一开始他们没聊什么特别的，只是说了说互相认识的朋友和熟人，今天上班发生了什么事情，上个星期的重大事件，想到什么说什么。渐渐地，两人的谈话重点转移到了心理剧和团体上来。比尔告诉简他和他的女儿吵架了，因为他需要把这件事情说出来自我消化，还因为团体中有许多跟他女儿年纪相仿的女性。他想让大家清楚自己能区分他和女儿之间的关系以及他与团体之间的关系，还想让简知道这一点，作为一个双重保障。简认真地听着，表示赞同。跟往常一样，简并没有多说话，但最后比尔也跟往常一样，头脑变得更加清醒，心情也更加放松。他们接着谈论了一下其他成员的事，想着怎样继续上周的思路，也许，谁都希望成为主角，他们对导演的看法怎样，哪一个成员看上去比较脆弱或者有困难，等等。

喝完奶茶后，比尔和简回到了团体成员所在的房间。离培训开始还有大约五分钟，但他们喜欢花些时间去适应一下这个空间。他们重新摆放了家具，使大家能够坐到一起，也给心理剧表演预留了充足的空间。这就是为了做好准备，熟悉环境，更重要的是，改造环境，把房间白天的用途改造为被简、比尔和其他成员所"拥有"的空间。成员们陆陆续续地进来了，比尔和简相视一笑，找了个地方坐下。他们都变得更加专注，更加信赖彼此，做好了随时开始的准备。

成员们到齐之后，培训开始了，心理剧治疗师的热身也还在继续。身体活动是其中的重要部分，因为可以调动娱乐氛围，"游戏"在心理剧中也有严肃的功能。布拉德伯里（Bradbury）（1995a：22）在一篇论文中写到游戏在心理剧中的重要作用，还可以促进治疗：

> 游戏是人类的一项基本技能，可以直达人的内心世界。心理剧探索的东西就发生在内心世界，游戏也促进了来访者在接受心理治疗之后发生改变。在游戏里蕴含着自主性和创造性，可以增强成长的信心。

心理剧治疗师的娱乐不仅仅是个人的热身活动，也促进了成员间的娱乐气氛。布莱特尼（1997：44）谈论了导演的热身活动，还指出示范的重要性，包括"一些与心理剧直接相关的要素，例如身体动作或者换一下凳子的位置"。自我揭露的某些方面也可以作为心理剧医师热身的一部分。这不仅仅是为了示范，还为了集中注意力和找到存在感，还可以让成员们对组长有一定的了解和看法。布莱特尼（1997：44）指出这一点对其他团体成员的重要性：

> 人们真正想知道的是这个导演是否会指手画脚、害羞、专制，还是会善解人意、灵活、幽默、没有戒备心，或者在其他方面很好相处……因此，在她自己的热身期间，导演会展现出一些她自己的风格。

卡森（1997b：4）指出莫雷诺提倡治疗师和客户之间建立真正的情感，他本人也说道："治疗师能够对病人坦诚相待，为他们提供迫切需要的治疗、温暖陪伴和与人分享，因而能够与病人建立起真正的情感。"正是因为心理剧医师愿意在相遇中做一个真实的自己，才能与病人产生心电感应，这是一个相互欣赏和相互理解的过程，也是心理剧的基础。

　　心理剧治疗师在热身的时候，例如示范、自我揭露、在房间里走动、玩游戏，等等，成员们也开始活跃起来。分享这个星期里发生的重要事件是热身的一部分，但除此之外医师们还有其他的热身方式。布莱特尼（1997：47）区分了导向型和无导向型的热身方式。回顾上一个案例，在相遇阶段，成员间都相互了解，有一个机会能一起说话、分享心情、一起笑、开玩笑、一起哭、抱怨或争吵都足以作为表演前的热身。这也可能是组长喜欢的热身方式，例如，在以人为本的心理剧中，表演通常产生于团体历程。组员们在相遇阶段发生的事情可以激发出表演欲望，也能帮助确定主角。

　　在导向型的热身中，心理剧治疗师会给出一些刺激或暗示。形式可能是一次社会调查，游戏，邀请组员用艺术品表达情感、地点或者时间，二次受引导的幻想，如听或创作音乐、跳舞，或者其他的事情。第四章讲到的引入练习在相对成熟的团体中也可以作为导向型热身的方式。戏剧治疗中的许多技巧也可以为心理剧所用，但它们的目的有所不同。在心理剧中，如果用到游戏和练习，那是为了让组员做好表演的准备，同时找到合适的主角。在戏剧治疗中，成长和治愈来源于戏剧过程本身。练习、游戏或者活动都是戏剧投影的一种方式，通过这种方式，琼斯（Jones）（1996：7）写道，"患者能够以表演的方式，通过角色、道具或者玩偶等，在心智上融入他们所遇到的**有问题的地方**"。

心理剧治疗师可能引入他们自己的观念作为导向型热身的焦点，但更可能他们的建议会与团体进程有关，或者与团体之前提出的但未解决的问题有关。

吉姆（Jim）环顾了整个团体后说道，"上周我们中的许多人谈到了我们的身份问题：我们是谁，我们来自哪里，谁跟我们相同，谁跟我们不同。从那之后我一直在思考这个问题，如果你们愿意，我有一个想法也许会帮助我们更进一步思考这个问题。我们一起来做些事情，也许有人更会站出来当主角。你们认为呢？"

"你的意思是？"希瑟问道。

"好吧——我觉得在做这件事情之前多向你们透露一些会比较公平，"吉姆回答道，"我想让我们每个人描绘一下我们自己，然后与组员们分享。我带了一大罐鹅卵石，我觉得可以用它们来制作出一幅我们的自画像。不同的石头可以代表我们的各个部分，也可以代表我们身边的人，你也可以用到你的随身之物。正如我们之前用我们自己和房间里的物品塑造过这个团体，这是一次塑造我们自己的机会。"

组员们认为这是一个好想法。当吉姆打开这罐鹅卵石时，大家蜂拥而上去抢石头。组员们拿到石头，回到自己的私人空间，安静下来，开始紧张地做自己的作品。

当每个人都完成之后，吉姆邀请大家分享他们的作品，说出每个要素的名字。在介绍作品时，可以自由地选择多说或者少说。

布莱恩主动开了个头。他的作品由六个鹅卵石和他家里的钥匙组成。"在最前面的这一大块，"他说，"是世界看我的样子。我喜欢它因为它很大，很坚实，色彩斑斓，形状各异。这就好像我喜欢被世人看到的样子。我把我的钥匙也放在前面了——我自己也不清楚为什么，我认为是因为它们代表了我的房子——房子、家对我来说很重要。但钥匙也有可能代表安全感对吗？也许这就是它们的意义。我的另一面是需要安全感，家就是能让我觉得安全、稳定，是让有感觉有着落的地方。嗯，大概就是这样。

"在前排还有一个千疮百孔的石头。这是我幽默的一面——有时滑稽、有时古怪。这是我古怪的一面——我知道你们都看得出来！在这块大鹅卵石的背后我加了一个小一点的鹅卵石。这是我内心的想法。我一开始认为它和前排的大卵石不一样，当我仔细观察它时我却发现它也一样色彩斑斓、形状独特——更加明亮更加精细——不知道有没有意义。因此我开始思索，我是不是一个真正表里如一的人？即使有时候我认为我在刻意隐藏，我觉得答案有可能也是肯定的。

"旁边是一块闪闪发光的白石英。看到它在灯光下有多么耀眼了吗？我喜欢这种半透明的奶油白，和一点点带粉色的样子。这是在说做一个聪明的人，我并不是指我的智商超常——我的意思是在他们眼里只看见我的光芒四射，比他人出众。当我的这一面占上风时，人们就看不到一个真实的我——事情就没有了。我选了一个比我之前想选的更小一点的石头。我的这一面没有占据那么大的部分了。"

"面对黑色鹅卵石的这一块，"布莱恩指着一个黑色的小鹅卵石说道，"是我内心阴暗的一面。它很黑暗，被隐藏了起来。我不认为它是邪恶的，并且它占据的部分也比以前小了……但它仍然在那儿。有时它会让我感到害怕，因为我不知道里面藏着什么。

在这块黑石头的正右方是这块非常漂亮的奶油色石头。我不知道我为什么会把它放这儿，似乎它就应该在那儿。我一直在观察它，觉得它长得有点像个桃心形状，我猜想这是不是意味着什么？"

布莱恩停顿了一下，似乎沉浸在思考中，组员们都静静地、专心地等待着。"我也不知道。"布莱恩终于说话了，"它确实有意义但我现在说不出来。"

又是一阵停顿，接着布莱恩摊开手掌拿出了一块小鹅卵石。"这是我人性中最小的一部分，"他合上手掌接着说道，"我不介意让你们看到它——实际上我很乐意向你们展示——但时间不会太长，我想用我的双手好好保管它。

"这就是我。"他说，"该轮到下一位了。"

每位组员都分享了他们用鹅卵石做出来的作品。每个人对这个练习的理解不同，但大家都利用这个机会向组员们分享他们是如何看待自己，他们在世界上扮演着怎样的角色或者他人是如何看待自己的。在分享环节，许多人都把自我塑像与其他人的进行了联系，而大多数人都对布莱恩说了些什么。有些人说他们也有自己都害怕的阴暗的一面，几乎所有人都赞同布莱恩所说的人性的一小部分，是需要被照顾和保护的。

确定主角

除了增强团体凝聚力和相互信任，补充能量以及让每个人做好心理剧表演的准备，热身环节还可以帮助确定主角。卡普（1995：296）说到了几种用来选择主角的热身形式：

莫雷诺"热身的方式"是与每个人"相遇"，让大家轻松自如地交流。有主题的那个人就被团体认定为主角。一种方法是让导演来选择一个她认为已经准备好了的组员。另一种选择是通过创造性的团体活动来产生培训的主题。这被称为以主角为中心的热身。在毛遂自荐的热身环节中，人们可以自荐成为主角。

布莱特尼（1997：52-57）举出了一些主角在团体进程中产生的方式，它们有：

1. 主角可能在早期的培训中自愿扮演或之前已经自愿扮演过主角。

2. 主角可能事先已被治疗师选定。

3. 组长可能与每个组员单独对话，直至找到做好准备的人担任主角。

4. 组长可能"就某个主题发表一段简短的演讲，给组员们讲一个他们感兴趣的故事"，以此来激发组员们去探索一些问题。最后，有人有可能会自愿担任主角。

5. 主角有可能出现在正在进行的团体进程之外。如果组长鼓励组员间的对话和交流，甚至亲自参与，那么"最终主题和主角都会自然浮现"。

6. 根据社会组织诊疗的方法，社会剧或者其他团体疗法，主角可能会对讨论中引发的某些话题特别关心。

有时，在热身中准备，如果只有一个人表达出担任这个角色的欲望，其他组员显然也赞成去探索这个话题并且支持这位即将成为主角的人，心理剧医师也准备好了与这个人合作探索相关的话题，主角很容易被确定，那么例如，在上文提到的鹅卵石的练习结束之后，吉姆问到是否有人愿意继续讨论这个问题，布莱恩是位自愿当主角的人。很显然，组员们都被布莱恩的故事所感动，并且非常愿意帮助他探索。吉姆也倾向于和布莱恩合作。布莱恩的剧中最开始的一幕由组员们来扮演他塑像中的元素。当团体中出现不止一个想当主角的人，组员和导演就得想个方法从他们之间作出选择。

当不止一人想当主角时，有三种主要的方法来从他们中作出选择。可以由团体共同决定，由主角候选人自己商量或由治疗师定夺。不管用的是什么方式，重要的是要得到团体的赞同和支持。为此许多心理剧治疗师更喜欢公开选举主角的方式，让主角候选人发表对他们想要探索的话题的一个看法，导演也当场说明作出决定的原因，还可以有提问环节。传统心理剧普遍采用社会组织诊疗学中的方法，即投票，从几个主角候选人中选取主角。

组员们有一阵子一直关注父母和家庭成员的问题，于是组长克里斯汀就问到有没有人愿意把他们讨论的东西表演出来。帕特、汤姆和萝丝都表示想当主角。克里斯汀邀请他们都走到中间来。"我希望你们坐下来，面对面看着彼此，然后告诉我你想探索哪方面，最好阐明一下原因。我不希望你们说得太多——只要能让大家清楚你想演哪些内容就够了。你们都说完之后，我会让组员们来选出他们最感兴趣的东西。"

萝丝第一个说，她告诉大家她想缓解与母亲之间的关系。帕特想弄清楚她为什么会经常对孩子发火，尽管有时并不应该对他们乱发脾气。汤姆的故事是关于自己不善于表达自己性格中柔软的一面，这似乎阻碍了他与孩子的相处。

"好的，"克里斯汀对剩下的组员们说，"你们已经听完了萝丝、帕特和汤姆要说的。现在谁的心理剧是最吸引你的，我想让你们走到他身后坐下。你可以凭直觉，自发地作出选择——事实上你自己不知道如何选择时更好，就直接走到其中一个人身后，看看自己会有怎样的感觉。到时候你就知道了。记住，你们不是在选人，而是在选故事——也许这个故事对你目前来说是最有意义的，也许你会有更多的精力来参与其中，我不知道……但你一定知道。"

"拥有最多支持者的人将会成为我们今天的主角，但在我们开始表演之前，其他两人将有机会多说一点他们的主题，以及为什么这对他们很重要。"

　　有些团体成员马上走向了他们心目中的主角，有些人从一个人背后转移到另一个人，看看自己有什么反应。当每个人都作好了选择，克里斯汀说："萝丝有三位支持者，帕特有两位，汤姆有四位。那么汤姆，我想你就是我们今天的主角了，但我们开始表演之前我想请罗斯和帕特说一说他们争当主角的原因。选择他们的人在听他们讲述的时候待在他们身边。萝丝和帕特，你们每个人都有十分钟来讲述为什么今天想表演。你们谁先来？"

　　萝丝和帕特详述了他们的故事，然后就开始上演汤姆的心理剧了。

　　组长很少会拒绝组员扮演主角的请求。发生这种情况主要有三种原因：第一，医师觉得他们在某方面有局限，这个话题热身准备不够，或者主角也没做好充分的准备。第二，成员们还没有做好开始表演的准备或不赞同主角的设定。这就需要多花时间留意团体进程。第三，治疗师可能认为选择的主角此刻如果投入到某个话题中，会不利于治疗。除此之外，这个决定也可能与主角专注这个话题的程度有关——在没有实际的证据来证明表演欲强烈的情况下，也许是感觉组员们会排斥这个表演，因而排斥主角，也可能是因为治疗师觉察到这个内容对治疗并无益处。

选择导演

当两个心理剧治疗师联合治疗时，每一场表演都要选择谁当导演。在有些工作关系中，是医师们自己选择什么人当导演，也许会在团体组成之前决定好，然后在培训早期公布他们的决定，特别是要在主角定好之前公布。有时联合治疗师们会根据主角的人选作出决定——对这个话题以及主角最有准备的人来担任导演——或者有时由两人轮流做导演。另一些联合治疗师们主张让主角从他们中选出合适的导演。当我和另一位治疗师一起共事时，不管我们中是谁选的主角，都会问这位主角"你愿意我们中的哪一位来当导演？"作为这个过程的最后一步。被选中的那个人就接着开始设置场景、选择辅角、指导表演和分享环节。

组员们选择导演时需要考虑很多方面。最常提到的因素是导演的性别，或者主角感到与其中的一位治疗师更能产生情感共鸣。通常，这种选择似乎与心电感应有关，也就是当前真正的情感和一种相互理解的感觉，但也有可能和主角之前的感情经历有关。后者可能包含了移情的因素。组员们也经常考虑到上一场是谁做的导演，这一场就换另一位治疗师做导演。更多的时候，对某治疗师有强烈偏好的主角会在轮到那位治疗师当导演的时候再提出当主角。还有的时候主角选择其中一位做导演是想让另外一位做剧中的辅角。

表演的开端

当主角和辅角人选都已确定，他们便一起着手定义话题，构建第一幕场景，选择辅角。最迫切的任务是确定心理剧从什么地方开始展开。通常导演会走到主角身边，坐在他们身边或者用其他方式象征性地表明合作进展得很顺利。身体上的亲近也可以强化移情作用，让导演注意到一些身体（或动觉）信号。这些都可以强化主角和导演的情感纽带，给导演更多的发挥空间，在此基础上提出建议或发出邀请。

在心理剧开始的几分钟里，导演可能会重申主角的表演主题。这不仅是为了让导演检查自己的理解是否正确（"你的话我是这么理解的，我理解对了吗？"），也是为了提醒其他的组员。有时让主角花几分钟讲一下他们希望探索体验到的东西也是有意义的。这给组员们提供了更多的信息并且把注意力集中到主角手头上的任务，但通常导演会在一开始发出表演的邀请（"行胜于言"）。

"你说你想缓解你与妹妹之间的关系，"詹妮弗对莫莉说，"事实是，自从你母亲去世之后，她似乎很少与你说话。你不明白为什么，这让你很伤心。我理解得对吗？"

"是的。"莫莉说，"我们从小一起长大，她对我来说很重要，我十分想念她。我真的想弄明白我们之间到底出现了什么问题。"

"听你的诉说，我也能感受到你的悲伤了，"詹妮弗说，"你想好怎么开头了吗？"

"还没有，"莫莉答道，"我觉得一点头绪都没有。"

"我也这么认为——你被难住了。"詹妮弗说，"可以先从你的难处开始吗？"

"我不知道——我觉得越来越困难了。"莫莉沮丧地说。

"好吧，"詹妮弗站了起来，"我们不妨去那个现场看看会发生什么——或许我们走着走着，你就会跟我们谈论起你的妹妹或者你的困惑，或者其他的事情。"她们一起进入了表演空间，并肩而行。

过了一小会儿，莫莉说，"也许我可以跟薇拉谈谈——她是我妹妹——我可以问她究竟是什么原因。"

"可以，"詹妮弗说，"你想在哪儿谈呢？"

"不如就在我父母的那间老房子的客厅——那是我们一起长大的地方。我们在那里度过了一段美好的时光，当我想到这里，我又回忆起来我们之前是多么亲密无间。"

莫莉说。

　　"你父母的老房子的客厅，"詹妮弗说，"这里可以吗？来吧，能给我们展示一下它的外观吗？"

　　一旦主角有了一个开头，这个开头可以是一个时间点、一个地点、一次相遇或者把这些都融合在一起，导演的下一步就是帮助布景。主角用团体中的物品（有时还会用到人）来表现表演开始的地点。这对有的主角来说很简单，他会迅速地把房间中的家具摆放到一个新的位置，这个位置就成了心理剧舞台。

　　"这是我的起居室，"苏西说，拉了张椅子来到工作区，"这是我的扶手椅——我喜欢坐在这里，一边缝衣服，一边看电视。电视机就在那儿。"她指着一个角落说道，一边搬来了另一张椅子。"那张桌子可以代替电视机。在这里还有一个扶手椅。现在还差一张咖啡桌，可以用那个板凳，"她说着就把板凳挪到了右边的位置。很快，苏西搬来了更多的桌子和椅子，直到房间的布置令她满意。最后她停顿了一会儿，若有所思地看着她的布景。

　　"还有其他的吗？"导演朱恩问道。

　　"没——没有了，我觉得没了"苏西答道，"哦——等一下——这里还有一盏落地灯，这是我和格拉汉姆新婚时在当地的跳蚤市场买的。我怎么会把这给忘了呢？"

"你需要这盏落地灯吗？"朱恩问。

"对——我需要，"苏西说。

"好吧——什么东西可以用来代替落地灯呢？"朱恩询问到。

"我找不到合适的东西——我可以用人来代替吗？罗伯特又高又瘦，他是最好的人选。"苏西说。

"你可以用人来代替。你同意吗，罗伯特？"朱恩问道。罗伯特点了点头。

"我可以，"他说。

"在罗伯特进入你的起居室之前，苏西，你能给我们示范一下怎样扮演那盏落地灯吗？告诉我们它在房间的什么位置？"朱恩问。苏西走到最开始拿的那把椅子的旁边站着。"可以了，"朱恩说，"你现在是苏西客厅里的落地灯了。你能用三个词描述一下你自己吗？"

"我很高，比看上去还要结实，还有——嗯——我很珍贵。"落地灯用微微惊讶的口吻说道。

"好了，罗伯特——现在你可以开始了吗？"朱恩说。

"可以了——高，结实，珍贵。"罗伯特说。

"比外表看上去还要结实。"朱恩再次提醒道。

"可以了，落地灯，请你做回苏西，还有罗伯特，请你过去扮演落地灯，"朱恩说，"现在东西都齐全了吗，苏西？"

苏西说齐全了，接着她和朱恩开始选择和登记苏西剧中所需的辅角。

有时主角需要在导演的帮助下布置场景，这就需要帮助主角在布置房间之前先在脑海中构建出场景，让主角去回忆场景中的景观、声音和气味可能会非常有帮助。这样一步步构建起回忆中历历在目的图像，主角和导演就可以像上文写到的那样将脑海中的图像实体化。

辅角和替身

当场景的物都就位了，就该引出在场的人了。这些人就是辅角。通常选辅角的做法是让主角从剩下的组员中选择。一般假设主角能通过心电感应找出最适合这个角色的人，即最有可能达到表演要求的人。导演主张让主角凭借直觉选择他们的辅角。尽管有时性别、年龄和外貌等因素也很重要，但通常它们并没有什么影响，因而导演建议主角凭直觉判断适合这个角色的人选，外在条件可忽略不计。在心理剧中，如果是主角自己作出的选择，那么一个沉默寡言，须发花白的老人也可以扮演一个朝气蓬勃、热情洋溢、性格外向的小女孩。可能主角已经从她身上发现了某种特质。

　　尽管主角通常有自由选择辅角的权利，被选中的人也有权利拒绝，这一点很重要。有时导演也会进行干预，要么在一开始限制选择的范围，要么当某人被选中之后再加以干预。发生这种情况通常是由于导演意识到被选中的人如果饰演这个角色会对自己、主角或者整个团体造成伤害。譬如，当我还是一个心理剧培训生的时候，我参加了一次周末培训。在那次培训中团体进程的大部分都在讨论性别问题。这时有一个女士站了出来要求当主角，宣布她想探索的主题是被男性虐待。虽然我很乐意为她效劳，但我的心沉了一下。我心想，"又来了，我们之中又有一人要扮演虐待狂。"我感到害怕，不情愿但最终还是决定听天由命。我不想被选中当辅角，但万一我被选中，我将会尽我最大的努力。我觉得团体里的其他男士的内心活动应该跟我差不多，最后，我发现确实如此。令我非常欣慰的是，当主角走上舞台，导演告诉我们她想让主角选女士来扮演这些角色。导演解释说这主要是因为由女人扮演虐待狂会使剧情更加逼真（女人有时擅长扮演凶悍、粗鲁、暴力的男性角色，因为他们不会像男人一样把角色与自己混淆在一起），并且她认为如果由男性扮演，就有可能使主角的个人问题被团体问题所掩盖。我也觉得这种做法很好。导演已经察觉到了在座男性们的厌战情绪。不论什么原因，这场心理剧最后精彩落幕。女性辅角可以跟着主角一起入戏，要是换作团体中的其他男性恐怕很难做到。

不管是怎样被选出来的，辅角的任务属性是在主角的心理剧中扮演"重要的人"，主角和导演会一起给出他们需要扮演的这个角色的关键信息。通常的做法是角色转换。导演让主角去扮演这个辅助角色，示范给辅角看。有时导演会采访某位扮演辅角的主角，有时会要求提供详细的关键信息，有时只要求提供简短的信息。如果导演或主角中有人判断或感觉到辅角太难扮演，也许是因为主角与辅角要扮演的人物之间要有激烈的冲突，那么主角会被要求做辅角的替身。例如站在辅角所坐的椅子的后面，用第一人称讲话，但会做到"公平"。这就保留了距离的要素，使主角能毫不掩饰地给出关于这个角色的信息。辅角的选择可以在主角角色转换或替身表演的之前或者之后。如果导演要求主角先选出辅角，被选中的人就有机会去特别留意主角的表演示范。如果是后选辅角，那么在选择的时候，主角和观众都已经熟悉了这个角色，再从中选出合适的辅角。这种方法可以强化默契。有些导演习惯用其中某种方法，大部分都是根据当时的具体情况选择适当的方法。一旦在舞台上进入了角色，辅角的任务就是根据他们对角色的理解和自我应变能力回应主角。"演对"不是最关键的，重要的是相信心理剧的过程，相信主角在选择辅角时候的直觉，还要相信辅角自己的直觉。辅角最好要记住，如果在表演时脑海中突然蹦出某个单词、短语或动作，把它们说出来或者做出来，即使你并不知道它们的关联和由来，但很可能它就是正确的。辅角不一定要求完美——导演会时不时地向主角确认辅角的言行是否正确，如果不正确，导演就会让主角来示范该如何演。在我当导演的经历中，对这个问题我听到最多的回答是，"对，就是这样的，他们也会说同样的话。"

在剧中，戴安娜要去与她在学校时的两个老朋友见面。她把场景设定在一个公园，那是他们年轻时经常去的地方。那里有树，有辽阔的草地，在小径两边各有一条长凳。见面是发生在放学后，这是戴安娜记忆中的一个真实的事件。

"戴安娜啊，"朱莉说，"你说你想一开始跟你的两个朋友交谈，现在是不是该让我们看一看她们？"戴安娜点了点头。"那么，你准备先介绍哪一位呢？你想先让谁出镜？"朱莉问道。

"安妮塔。"戴安娜回答。

"好的——你能暂时扮演一下安妮塔吗？把自己想象成她，身处于这个公园，在这个场景中她会怎么做？"朱莉问道。戴安娜走向其中的一条长凳，扑通一声坐在了板凳的一端。朱莉靠近她："你好，安妮塔，"她说，"戴安娜跟我说你是她的好朋友——是这样吗？"

"是的——戴安娜人很好——特别幽默。"

"你们认识的时间长吗？"朱莉问道。

"我们一起上的小学，从那之后就一直是好朋友。我们的年纪差不多大，所以我们都是一起开生日派对。明年我们都满十五岁了，准备在一个俱乐部开派对——但我们还没告诉我们的妈妈呢！"

"你看上去很调皮，安妮塔——对吧？"

"嗯——也许吧——但我也有认真的一面。通常是我坚持认为要做作业——我们三个人一起做，我、戴安娜和乔——她是我们的朋友。"

"所以你既有认真的一面也有淘气的一面，你们三个人看来是很亲密的朋友，对吗？你还有什么想让我们知道的吗，安妮塔？"朱莉问道。

"对，我们非常亲密。我喜欢跳舞，我的数学成绩很好，我准备毕业后上大学——去阿伯丁，因为那是我能到的离家最远的地方。"

"谢谢你，安妮塔。你现在能转换一下角色，重新做回戴安娜，然后到我这边来吗？"朱莉说。当戴安娜离开这个场景再一次做回自己之后，朱莉接着说："现在我们都见过了安妮塔，我好奇你想让谁来扮演这个角色？看看你周围的组员，挑选一个你觉得合适的。"

戴安娜看了看组员们，"黛比——你愿意演安妮塔吗？"她问道。

"可以吗，黛比？如果可以的话你还想知道更多关于安妮塔的事情吗？"朱莉说。

"我可以演，我的角色长什么样子？"黛比回答到。

"她有点瘦，有着又长又黑的头发，腿很长，有着褐色的大眼睛，"戴安娜说。

"现在黛比过来与戴安娜坐到一起，我们还需要其他人吗？"朱莉问。

"乔也在——我需要先去扮演她吗？"戴安娜说。

"嗯，好主意。"朱莉说。

朱莉用同样的方式采访了扮演乔的戴安娜。角色回归到原本的身份后，戴安娜选择让比利来扮演乔。

"我们有了安妮塔和乔，当时还有其他人在场吗？"朱莉问。"嗯——让我想想。还有个人坐在对面的长凳上。你认为这个关系大吗？"戴安娜问道。

"我不知道。你觉得呢？你想找人来扮演那个角色吗？我猜想既然你能记得这个人，那也许意味着什么。"朱莉说。

"也许吧。他是一个老男人——至少看上去比我们老。我估计他大约有四十岁。我们没有和他说话，他也没有和我们说话，但他一直坐在那儿看报纸。"

"很好，"朱莉说，"你不确定这个人物是否重要，但他既然当时在那儿，也许现在就应该在这儿。我们把他加进来也不会有什么损失的吧？对吗？那么你可以去另一边的凳子上给我演示他是如何坐着的。你需要找个东西当报纸吗？"

戴安娜拿了一本书走到另一边的凳子上，坐了下去，但仍然保持身体直立，双腿交叉。"我就是坐在这儿看我的报纸，享受这个平静的午后。这些叽叽喳喳的小女孩儿就过来了，虽然她们没有刻意打扰我，但我仍能听见她们讲话的声音。"

"你好，坐在凳子上的人，"朱莉打了个招呼，"你叫什么名字？"

"没有名字，"那人很无礼地回答道。

"那能请你讲三件关于你的事情吗？"朱莉请求道。

"我是个很专注很安静的人——但我不会经常怀念过去。"

在朱莉的建议下，戴安娜从坐在长凳上的男人的这个角色变回了自己的角色，然后选择马尔科姆做她的辅角。

戴安娜入场了，扮演十四岁的自己，坐在安妮塔和乔的身边，表演随后开始。

如果主角不善于表达自己的思想和情感，或者很难进入角色，导演就会建议他们选择一个人当他们的替身。在这种情况下，替身（也被称为辅助性或永久性替身）可以看成一种特殊的辅角——扮演着主角自己难以完成的戏份。替身的工作包括模仿主角的非口头的表达方式，以此为窥探主角内心的线索。用这种或其他的方法，替身能够了解到主角没有表达出来或说出来的东西，或者有些替身会代替主角把它表达出来。卡普（1995：295）很好地解释了替身的作用：

> 莫雷诺认为通向精神世界的荣耀大道不是语言，而是语言之外的表达方式。辅角可以通过手势跟姿势或距离来表达主角不能说的秘密。我曾经做过一位男士的替身，他和他结婚二十年的妻子像平常一样吃晚饭聊天。他一直告诉她自己不喜欢吃猪肝，边说边握紧了拳头。作为他的替身，我也跟着握紧了拳头，然后向前走了一步，我把拳头重重地砸在了桌子上说："我受够了这种不被理解的生活，我要离婚。"男人吃惊地看了我一眼，然后对她说："我也是！"正是通过这种非语言的线索才让我找到了真相，而不是通过他说的话。他的身体传递着真相，

但他的语言却在掩饰真相。他最后决定表达自己的真实想法。

主角选择替身的方式和他们选择其他辅角的方式一样。

场景布置好了，辅角也都全部上台了，主角和导演入场，表演就开始了。

第六章　第二幕：演出开始

导演的灵感

心理剧的核心是表演，的确，每当人们谈到"心理剧"，很可能说的就是心理剧的表演。没有热身就没有行动，没有分享也不会有团体的重新整合。这些步骤对整个治疗过程都很关键，但只有表演这一活跃的、"戏剧性"的一步才是心理剧的核心。很多时候表演都是一个复杂的过程——它的维度多、层次多。主角、导演和其他成员们要完成这个复杂的任务，既需要努力，也需要灵感。导演们需要运用他们多年的训练和经验——他们自发性和创造性的源泉——把它们准确地协调起来（这些东西对心理剧的重要性正如自发性和创造性对主角和辅角的重要性一样），能够让导演像是受到了灵感启发似的进行现场指导，这可不是一件很容易就被分析出来的事情。比如，莫妮卡·佐拉提（一位享誉世界的阿根廷心理剧医师）组织了一个心理剧高级培训团体，那时我还是其中的一名成员，我和其他的组员就常常被她准确的见解和优秀的现场指导所折服。即使我们都有了多年的实践经验，仍然无法理解她为什么会说那些话、做那些事，所以我们就去请教她。她大多数时候都用拉丁人惯用的方式耸耸肩，说"我不知道"，这是最让我印象深刻的地方。就莫妮卡而言，她不需要去"知道"那些表演之前所做出的分析判断。相反地，她对自己、对主角充满了信心，她相信整个进程都取决于她的自发行为、心灵感应和在实践中得出的直觉领悟。这种手法造就了一位真正的心理剧大师。

就如大部分心理治疗和个人成长的方法，好的心理剧不仅要靠技巧上的循序渐进，有时候也需要灵感迸发。有时导演心中会不自觉地浮现出一个词、一个短语或者一个动作。有着深厚理论功底和实践背景的心理剧治疗师如果按照这些直觉行事，他的现场指导往往会是成功的、有帮助的，即使对他们所说和所做不能马上明白为什么是正确的。这种灵感因素固然重要，但成功的心理剧还需要使用一些系统性的技巧来赋予它形式和结构。导演运用这些技巧来实现主角的心理剧之旅——它们是灵感创作的基石。

剧幕切换

心理剧中有许多格言警句。例如"大脑忘记的东西，身体还能记得""角色转换是发动心理剧的引擎"和"至少有三个剧幕才算得上心理剧"。最后一句简要地说明了，不管心理剧的第一幕发生在何时何地，在一个典型的传统心理剧中，表演通常要涉及其他的地点和时间段，直到结局。当然，主角是完全不同的，每部心理剧也有它独特的部分，没有一个通用的模式，没有完美心理剧的秘籍，也没有固定的场数。不过大部分的心理剧都有相似的过程。也许最常见的是，主角在导演和辅角的帮助下表演当前的问题或情景。最开始的这一幕就会强化对其他时间（通常是在过去）和地点里发生的事件的认识。于是第二幕就制定好了，是关于过去发生的事件，主角继续探索。也许会有更多幕，探索那些更久远的事件，直到最后一幕，主角回归现实，有了新的知识，新的见解，甚至得到解脱。正由于这种模式是由现实—过去—现实组成，所以很多人认为心理剧至少要有三幕。

　　布莱特尼（1997：65）用螺旋状的图表结构展示了这个过程，主角之旅是从现在到最近一段时间到更久之前再到早期童年。螺旋结构的最外层（即从过去回到现实）包含宣泄、具象化、领悟和整合。不论这部心理剧剧幕中设定的具体时间和地点是什么，整个过程总是在一幕的领悟被巩固之后，再进行更深的探索，从而得出新的领悟。卡普（1995：296）将此过程形容为从问题的边缘转到问题的核心。这说明心理剧表演倾向于从相对浅的层次开始，有时甚至会从明显微不足道的层次开始，这样有助于主角逐渐深入关键问题的中心。

布莱特尼（1997：72-73）也同意表演应从表层着手，并说明了理由：

> 一般来说，人们不能够从复杂的情感起伏中分离出本质要素。自我辩解、自我谴责、解释和找借口的层层包裹，把实际情况和个人的信仰及遇事的情感反应区分开来的困难以及类似的复杂性使人们无法清楚认识到其中的基本问题。幸好表演欲能帮助人们更快地表达和探索对个人意义非凡的经历。因此，从表层事件入手是可以的，即使导演可能会觉得这与"核心"的冲突并无直接关系。
>
> 有些治疗师可能认为这些边缘事件的呈现有碍于治疗应该避免，但实际上这些表演还可以为热身过程提供创意想法。除此之外，不应把主角的潜意识视为阻碍，而应视为一种具有积极象征意义的东西，这才是一种包含尊重的明智之举。换句话说，好的导演会尽力配合他们的主角而不是与之作对。

由于心理剧的经历对主角来说是真实的，因此要牢记最后的结局一定要回归现实。可能有人认为主角进入童年的场景，得到了某种宣泄或领悟，达到了治疗的目的，似乎这部剧可以结束了。但是，如果没有让主角回归到成人的状态，就会出现两大问题。第一，主角变回小孩的体验很强烈，很直接，很真实。在许多方面，在过去的场景中，主角就是那个孩子。只有转回到现实的一幕，主角才能够重新找回成人的自我。第二，从心理剧的过去场景中得到的学习、成长和领悟只有与现实整合在一起才有作用。主角结合新的认识表演出一幕新的现实场景，他才可能很好地让这种认识贯穿于他／她自己的现实生活。

导演和主角如何知道一幕已经演完的方法有很多。有时主角清楚地表明了他的目的（例如，"我想见我父亲，告诉他我有多么想念他"），于是当这个目的实现的时候，这一幕就结束了。有时主角会慢慢停下来，或以其他的方法提示导演介入，询问在这个场景中还需要做点什么。有时主角会呈现出与刚开始入场时不同的情感和精神状态，这就会引起导演插话："你看上去更年轻了（或者心不在焉、惆怅、无助，等等）。我想知道你现在在哪儿了？"主角有时会让导演知道该进行下一场了，有时导演会感应到这种信息，等等。

心理剧治疗师会用前几章讲过的部分或全部技巧来帮助主角完成探索。辅角最好能围绕指定的角色即兴表演，根据直觉判断他们所表演的人物的语言和行为。一些导演会鼓励观众自发性地扮演替身。除了这些技巧，镜照技术和附加现实也可以起到重要作用。

角色互换的作用

角色互换是指主角扮演剧中其他人物角色，它有两个基本作用。第一，它可以被用来展现主角是如何记忆或想象他所扮演的另一角色。第二（也是最重要的一点），它可以让主角对情景、情感和扮演他人的方式有更清楚的认识。布莱特尼夫妇（1988：174-175）把这称之为"一种打破自我中心主义惯有的局限的方法"。

对大多数主角来说，他们第一次尝试角色互换是为了将辅角带入场景。导演采访正在扮演其他人物角色的主角是最常用的一种方式，使组员和即将登场的辅角清楚地知道这个人是谁，这个角色有哪些特点以及他们的行为方式。这也能使主角继续从团体现实空间进入到即将展开的心理剧的现实空间中。角色互换也可以用在心理剧后期，以便更好地发挥辅角的作用。

如果辅角不知道该如何继续，或者主角暗示他们演错了，导演就会使用角色互换给他们提供必要的信息。主角暂时接任辅角的角色，向他们以及团体展示这个任务该怎么做，或者如何做，模仿角色的说话方式。然后主角回到他们自己的角色中（在过渡期由辅角接任），辅角根据他们听到和看到的重复这些话语和动作。

指导辅角仅仅是角色互换的众多工作之一。例如，当主角问辅角一个问题，导演可能会让辅角自己给出答案，但如果这个问题似乎很重要，或者辅角不知道答案，这个时候就会用到角色互换。互换角色后，辅角（现在的主角）向主角（现在的辅角）提出相同的问题让他回答。然后两人"换回来"（就是再一次回到演出中他们自己的角色），接着主角再问一遍相同的问题。这时辅角就会给出刚刚所听到的答案。

　　心理剧的一个神奇之处就是可以扮演他人的角色，这样主角通常会找到他们原来似乎不知道的答案。如果在他们自己的角色中听到这个答案，会感到十分震撼。回答问题可以看作指导辅角的一个重要的内容，但它的作用远不止这些。重要的是，答案是经过主角体验过的另一个人的世界，参照主角的标准给出的。

　　凯勒曼（1992：148）指出允许在指导辅角的基础上，增加主角扮演他人的时间，这点很重要。这通常可以让主角得到在他自己的角色体验中无法得到的领悟，或者在其他情况下无法体验到的情感。例如，一个主角曾经经常被人吓唬和欺负，因而变得逆来顺受，极不自信，他们可能在自己的角色中会无意识地控制自己的愤怒或者好斗的情绪，这些情绪压根不会出现在意识中，更别说被表达出来了。饰演一个愤怒和好斗的人（可能是个施虐者，但如果觉得太令人生畏可以换成其他人）可以让主角真正觉察到并表达出他的愤怒。

一般来说，如果导演认为有必要让主角和另一角色产生共鸣，角色互换可以用来领悟他人的心理世界。在互换的角色中，主角可以体验到从他人眼中看到的世界，并且看到他人眼中的自己。角色互换的这些要素都对凯勒曼（1992：85-95）提出的"表演领悟"的提高十分重要。他说（p.86）：

表演领悟是由各种表演学习得出的。它可以被定义为情感、认知、想象、行为和个人学习经历的集合……"它"不是你靠在沙发上反思就可以得出。只有从表演中，无论是四处走动、静静地站着、推推拉拉、发出声音或手势或读单词，你才能得到这种领悟。

并且（pp.90-91）：

表演领悟最首要，而且最明显的特征就是根据实际的个人学习经历而不仅仅是口头上的信息……例如，告诉一位溺爱孩子的母亲不要去溺爱孩子是没有用的。但是如果在心理剧中，导演劝这位母亲与她的孩子互换角色，只需一小段时间，去真切体验一下在她自己的溺爱之下的孩子是怎样的感受，她也许就会改变。这种直接的认识可能对主角来说是一次十分有意义的经历，足以产生深远的影响。

这个案例告诉我们，通过角色互换，学习和领悟就会更加具体化。

替身

两种类型的替身在表演进程中都有各自的作用。他们的成功都依赖于做替身的人的移情技巧。替身的任务是从主角的眼中看世界，通过他们的理解把看到的世界表演和表达出来——也就是，把自己幻想成主角。优秀的替身会把他们自己的认知框架和意见放在一边，仅仅表达主角的观点和想法。模仿肢体语言通常可以让替身从身体上感知到成为他人是怎样的体验，体会到他人的心情，这些对替身来说都是很重要的。

当导演感觉这场戏或情景对主角来说难度太大，他们有可能为主角安排一个固定的替身。他和主角结成一个联盟。这样做可以强化辅助的作用，意图很明显，如果主角觉得有些表演太难完成，替身就会替他们表演或说话。替身的介入通常可以帮助主角用他们自己的方式表达自己，替身的存在就是一种帮助。

临时替身技巧是指，如果观众（有时让导演）发觉有些东西没有被表达出来，让他们代替主角说话，这种技巧也可能对心理剧的发展有所帮助。一些心理剧治疗师提倡用它来辅助表演，但也有的治疗师认为它的用处不大。持有第一种观点的人认为，替身可以提升看剧观众的参与度，能集思广益。当主角的表演在某个地方卡住了或无法表达出他们内心深处真实的想法，使用临时替身是一种有效的介入方式。临时替身的出现可以打破僵局，能体现团体与主角的共同参与。持有第二种观点的人认为心理剧中看重的是主角的观点和经验，"表演卡壳"也可能是这个过程中的重要部分，替身有可能会打乱其思路。持有这种观点的导演认为这种情况下角色互换会更加无效。

镜照技术

主角有时会"见树不见林"，也就是说，他们过于投入到剧情中，而无法用批判的眼光看待自己或他人的表演，特别是当某个场景太感人，或者涉及主角年轻的时候或主角的主导人格，这个时候主角就难以用成熟而理性的眼光去评判这个角色。当这种情况发生的时候，导演就可能会让主角走到场景之外，看团体中的另一位成员扮演他的角色。这种技巧就是镜照技术，布莱特尼夫妇（1988：169）将其称作"真人版录像回放"。当主角似乎看不到他们的行为会对别人产生影响的时候，导演也会用到镜照技术。它可以提供即时的反馈，让主角有机会从他人的角度看自己，能从更客观的角度看到他们的行为会有什么样的影响。

附加现实

当心理剧表演需要呈现出没有发生过，今后不可能也不会发生的事情时，附加现实就可以派上用场。它可能是关于"未竟之事"，例如跟一位去世的亲戚道别，或者是重演一段主角过去的经历，让主角有机会改正之前的行为。这有可能是一次实验（"如果我这么做了会发生什么？"）或者是一次可以体验到一些没有发生过但却有益的事情的机会，例如让一个受到过家庭虐待的主角体验到来自一位温柔善良、令人尊敬的母亲的关爱。

一部心理剧

确定主题，设置场景和寻找辅角

在团体成员的支持下，弗吉尼娅被确定为主角。她有些不清楚自己的心理剧该从什么地方开始。也许可以从她的电脑开始，也许可以从她的厨房开始。导演大卫问她，这两者之间是否有共同之处。"有！"弗吉尼娅肯定地答道，"我无法摆脱它们中的任何一个。它们占据了我的生活。你要不问我，我还没意识到。我一直都在受别人的使唤。工作的时候这个长着一只眼睛的怪物一直监视着我工作，在家里我大部分时间都在厨房里做饭、洗碗、洗衣服、给孩子准备午餐便当。我甚至想过把我的床搬到厨房里去！"

"所以主题是有关你从来没有属于你自己的时间？"大卫问道，"以你在上班或者在厨房作为开头可以吗？"

弗吉尼娅决定从她的厨房开始，她认为在那儿至少还有点自由。她决定给组员们看看她家人用餐之前是怎样的。

弗吉尼娅选择再现几天前在忙碌的茶点时间里发生的事。她与大卫一起搭建场景，用桌椅来代表厨具、洗涤槽、洗衣机和橱柜。

"还有谁在房间里？"大卫说。

"佐伊，我的女儿，正在洗涤槽里洗手——男孩们都在客厅。我虽然看不到他们但我可以听到他们的声音。他们像往常一样互相吵吵闹闹，并把电视机的声音调得特别大。"弗吉尼娅说。

"我认为我们需要找人来扮演佐伊——男孩们需要吗？"大卫问。

第一幕：现在

弗吉尼娅找到了辅角来扮演佐伊和她的两个儿子，本和多米尼克，表演正式开始。这一幕演了几分钟后，男孩们变得更加吵闹，弗吉尼娅要他们停下来别打了，但他们完全无视她的话。佐伊这边也在不停地问问题烦她的妈妈，弗吉尼娅一边要处理快烧焦的炸鱼条，一边又要顾着她淘气的孩子，声音变得越来越尖厉。正在这个时候，弗吉尼娅突然间沉默了。

汉娜向大卫示意她想做弗吉尼娅的替身。弗吉尼娅同意了。汉娜站在弗吉尼娅身后，把一只手放在她的肩膀上说："我希望他们全部走开——我希望所有人都走开好让我一个人静一静。"然后提高了她的嗓音说道："你们这些讨厌的满腹牢骚的臭小子，我讨厌你们！都给我滚开，让我静一静！"

"是这样演的吗？"大卫问弗吉尼娅。

"有些是正确的——但我并不恨他们……但我确实希望他们都走开。我只希望能安静一会儿，这点要求过分吗？"

"你能用你自己的话对他们说吗？"大卫追问道。

弗吉尼娅径直地朝孩子望去，大喊道："全都给我闭嘴——我受够了。都走开——让我一个人静一静。"接着她小声说道："如果你们不走，我就自己走。"弗吉尼娅似乎对自己说的话感到震惊和后悔。

大卫让弗吉尼娅站到场外。"如果你不走，我就自己走，"他重复了一下这句话，"这句似乎很重要——我在想我是不是从哪里听到过？"

"这正是孩子父亲临走的时候对我说的——我差点忘了。那是一个可怕的夜晚。他就这么走了，而且从那以后我们就没有什么联系了。"弗吉尼娅说。

"你能给我们展示一下发生过什么吗？"大卫说。

第二幕：不久之前

弗吉尼娅撤掉了第一幕的道具，并在大卫的帮助下，重建了房子的客厅，那是她和孩子们以及她的前夫格里一起生活过的地方。她选汉娜来扮演格里，重现了他们最后一次吵架的场景。当汉娜／格里向她甩出那句话"如果你不走，我就自己走"，接着摔门而出，离开这个家的时候，弗吉尼娅的内心似乎崩溃了。她看上去非常伤心、失落，一副被抛弃的样子。她安静地站在原地，直到大卫缓缓地靠近她，问是否可以做她的替身。她非常轻地点了点头。

"我好失落，好孤独——没有人关心我——如果这就是生活，那我不想再活下去了，"大卫停顿了一下问道，"是这样演的吗，弗吉尼娅？"弗吉尼娅的反应是由一连串深沉的、撕心裂肺的啜泣，演变成号啕大哭。大卫看了一眼组员们，他们都十分安静专注，他看到虽然有几名观众很显然被深深地打动了，但是他们都是有人关心的。

过了一会儿，弗吉尼娅抬起头来。"我妈妈也对我做过这样的事。"她低声说道。

"你妈妈也做过？"大卫重复道。

"是的——在我四岁的时候她抛下我走了——离开了我。我才四岁。她怎么忍心这么做？"

"可以找个地方开始这一段吗？"大卫问。

"我不是很想这样做，但我猜我必须这么做，是吗？"弗吉尼娅说。

"这是你的心理剧——我们可以做任何你想做的。"大卫说。

"好吧——但我如果受不了了可以停下来吗？"弗吉尼娅问。

"当然可以——但我猜你想说的是回到你母亲弃你而去的那个时候是很困难的。我想问你是否需要一个替身？当你觉得难以继续的时候，这个人可以在你旁边支持你，为你代言。"大卫问道。

第三幕：很久以前

这一幕的场景设定在一个宽敞的农家厨房，位于弗吉尼娅小时候住的房子里。它的地板是木质的，有一张精致的松木桌，可以轻松坐下十个人；有一个老式的、又深又方的洗涤槽，几张旧地毯，天花板上有几个金属挂钩，一个大的阿加厨具，以及各式各样的硬木头椅子和软椅。门背后挂着一些大衣、鞋子和各种尺码的威灵顿靴摆靠在旁边的墙壁。弗吉尼娅对厨房的回忆是如此生动，以至于大卫和其他的组员们觉得这个厨房似乎就在他们眼前。

弗吉尼娅确定事情发生时刚到下午。她的哥哥弟弟们都去上学了，爸爸也去上班了。她坐在厨房的地板上玩自己最喜欢的玩具娃娃，这个时候她的妈妈（由蒂娜饰演，被小弗吉尼娅叫作妈咪）正忙着做家务。弗吉尼娅玩得很专注，并没有注意到妈妈在厨房里忙来忙去，突然间她不小心伸了一下腿，妈咪就被绊倒了，她手上端着的罐子也摔碎了。她站起来之后，冲着弗吉尼娅疯狂地吼叫，骂她是愚蠢的小贱人。

大卫注意到这个时候弗吉尼娅看上去有些迟疑，于是中止了表演问道："是这样的吗？"

"差不多——但我的妈妈更狠毒，她摔坏了我的娃娃。"弗吉尼娅说。

"好吧——现在交换角色，你扮演你的母亲。"大卫说。

弗吉尼娅成了妈咪，她对小弗吉尼娅大喊大骂，在厨房里把她推来推去。"我受不了你了，你这个小贱人。我从来不想要你，你什么都不是，就是个祸害。"当她拿起代替她的她最喜欢的娃娃泰迪熊时，愤怒的泪水顺着弗吉尼娅的脸颊肆意流淌。"这就是我想对你做的。"她捏起娃娃的双脚，一边挥舞一边朝小弗吉尼娅吼叫，不断地把娃娃打在厨具上。"够了——我受够了。我走了。"她说着就砰的一声把娃娃摔在地板上，然后从后门甩手离去。

"换回来吧，"大卫说道，"蒂娜，把你记住的都表演出来。"这一幕重新开始，弗吉尼娅扮演四岁的自己。

当妈咪冲出了厨房，弗吉尼娅瘫坐在地板上，把头埋进了怀里。大卫小心翼翼地靠近她，把他的手放在她的肩上。"你的妈咪已经走了，"他温柔地说，"你看上去非常失落和孤独——也显得非常不开心、困惑和受伤。你能告诉我们你现在的想法和感受吗？"

"我又做了坏事，我太坏了，妈咪走了。她说过她会走的，这全是我的错，"弗吉尼娅呜咽着，"没有人喜欢我——他们都觉得我不好。他们不想要我。"

"你才四岁，"大卫说，"你的妈咪刚刚离开你，你却认为这是你的错，所有人都讨厌你。我跪在你旁边的时候，可以感受到你很羞愧。当你准备好了，我想让你看看组员们，然后告诉我你看到了什么。"

"我做不到——他们都觉得我是个傻子，"弗吉尼娅喃喃自语。

"我看大家都不是这样想的。"大卫说，"大胆地看一眼。"

弗吉尼娅看了看四周的其他组员们。她看到了温柔的笑容，被泪水浸湿的脸庞，到处都充满着同情和理解。她明显变得坚强起来，展开身子，端正地坐着。

第四幕：镜照

"弗吉尼娅，"大卫说，"我非常想给你一次机会，让你和你的母亲一起像我们一样观看这一幕。你可以从厨房出来，挑选一个人来扮演四岁的你吗？"

弗吉尼娅一开始不愿意选别人来扮演自己。她说这种感觉太糟糕了，但她最后还是选了加雷思来扮演她的角色，她自己在场外旁观表演。当妈咪离开厨房的时候，弗吉尼娅转向大卫，并用一种惊讶的口气说："这完全不是我的错，对吧？她实在太过分了。我只不过是在玩娃娃。"然后更加生气地说："太邪恶了，竟然把可怜的乔安娜打成那样。我爱那个娃娃。现在也是——没有什么能够替代她。"

沉默了一段时间后，弗吉尼娅接着说："为什么呢？为什么她要这么做？为什么她要走？我那时不知道她不会回来了。她之前也这样闹过很多次。她是疯了还是怎么了？她怎么忍心这么对我？我那时才四岁！"

第五幕和第六幕：两幕附加现实

"你都问为什么，"大卫说，"你觉得谁还会知道？"

"她知道。"弗吉尼娅朝着台上妈咪的方向脱口而出。

"你想问问她吗？"大卫追问道。

弗吉尼娅决定去问她的这位母亲那天下午到底发生了什么，以及她现在记起来的从那之后类似的场景到底发生了什么。她还说她想用这个机会告诉母亲，她那个时候以及从那之后有多么无助。弗吉尼娅和大卫一致认为让弗吉尼娅自己选择与母亲见面的时间和地点效果会更好。这将是已成年的弗吉尼娅质问她的妈咪，而不是那个脆弱的四岁孩童。场景布置好后，蒂娜继续扮演她的妈咪。

"你为什么要这么无情？"弗吉尼娅与母亲对质，"我哪里做错了？你怎么忍心这么对待一个四岁的小孩子呢？"

"交换角色。"大卫说。同样的问题又还给了正扮演母亲的弗吉尼娅。

作为母亲，弗吉尼娅一开始否认虐待过自己的女儿，说她从来没想过要伤害她。大卫用角色互换技巧让成年的弗吉尼娅先质问母亲，然后再扮演母亲来回答这个问题。接着就有一个女人如何濒于疯狂的故事。她在自己的第二个儿子出生后就以为这个家庭已经完整了，不料两年之后，一个小女孩接着到来了，他们不想要这个孩子。那个时候，妈咪和弗吉尼娅父亲的关系也已经恶化，弗吉尼娅的出生更是雪上加霜，父母之间互相责怪，都很厌恶这个孩子。弗吉尼娅的父母现在很少讲话，母亲觉得自己就跟负责照顾丈夫、孩子和家庭的仆人差不多，她希望逃离这里，去过属于自己的生活。

真相大白之后，弗吉尼娅回到自己的角色，告诉母亲这对一个四岁的她来说是一次多么痛苦的经历。她最后一次向母亲表达了自己的愤怒："好吧，你真是烂透了——我明白这点，但我才四岁，无论在你身上发生了什么都不是我的错。我是无辜的，你却把我的生活变成了地狱。我只是一个小女孩儿——比刚出生的小宝宝大不了多少——你是成年人，你本应该照顾我、保护我！"

当事情都明了了，这一幕就到此为止了。大卫问弗吉尼娅谁可以弥补她早年失去的安慰和关怀。"我现在可以。"她回答道。大卫为她安排了一场小的演出，其中，成年的弗吉尼娅遇到了四岁的自己。这次见面地方离那个曾经发生了这么多恐怖事情的房子很远。弗吉尼娅把扮演四岁的自己的加雷斯抱在怀里说："妈咪当时太生气了你知道吗？并不是因为你讨人厌。你是一个漂亮的小女孩，并不是所有人都不想要你。我想要你，我爱你并且需要你。"

大卫让弗吉尼娅和加雷斯交换角色，现在扮演着成年弗吉尼娅的加雷斯重复了他刚刚听到的话。眼泪湿润了两位演员和许多观众的眼眶。每个人内心深处都平静下来，加雷斯抱着弗吉尼娅轻轻地摇晃，说道："你很漂亮，你很棒，有人需要你。"

大卫不想打断加雷斯和弗吉尼娅的这段温馨的场景，然后意识到演出快结束了，于是走到他们身边叫他们互换角色。再一次面对成年的弗吉尼娅，大卫说道："我们的演出快结束了，我想让你再演一段回到现实的场景，我们还要留出一点时间分享。在我们做这些事情之前，你还有什么想对四岁的自己说吗？"

"我觉得没有了——她现在知道了我会一直在她身边——她之前并不确定。"

第七幕：回到现实

在最后一幕中，弗吉尼娅回到第一幕设计的场景里，再一次遇到了她的孩子们。她告诉他们，她很爱他们，并对希望让他们全部走开的想法感到抱歉。她拥抱着孩子们，津津有味地听着他们讲述在学校的故事。表演的最后，她承诺给孩子们讲睡前故事，弗吉尼娅和所有的辅角们脸上都洋溢着温暖和快乐。

"很好，"大卫说。弗吉尼娅撤掉了场景道具，辅角们也都回到了自己的座位上。"现在来分享一下。"

弗吉尼娅的心理剧和其他心理剧一样都是独一无二的，但它不仅说明了表演是如何进行场景切换的，以及一些心理剧技巧是如何运用的，还证明了心理剧的效果。在螺旋的内部，弗吉尼娅从她对他人的抵触（她自己的孩子），到最近一次被拒绝和抛弃的经历，再到早年（甚至是幼年）相似的经历。随着旅程的继续，情感和内心的脆弱得到了强化。在螺旋的外部，弗吉尼娅在镜照的那一幕得到一些情感上的领悟，并在附加现实的第二幕里得到了加强。两幕附加现实还包含情感宣泄的元素。在第一幕附加现实里，弗吉尼娅能够触碰到和表达出一些对母亲愤怒的情绪，第二幕中涌现出了自己和他人受到过的关爱。这是长久以来未能实现的情感释放。最后一幕让弗吉尼娅把她的情感领悟带到现实中，表达出了对自己孩子的爱。这被看作是心理化解的重要一步。

第七章　第三幕：演出结束

最后一幕演出完成之后，辅角和主角回到团体里自己的位置。一些导演会邀请主角坐到他们身边，完成心理剧的最后一个步骤——分享。这个举动象征着导演和主角之间仍保持着亲密的关系，让主角通过在分享中体会重新整合的过程，感受大家对他的支持。在分享中，关注的焦点开始从主角转移到观众身上。主角仍然是主要人物，但团体中的其他成员也可利用这个机会来表达他们自己的想法和心情，把自己同演出的主角联系起来。

观众的角色

观众是心理剧的一个重要组成部分。他们在帮助主角完成表演的同时，演出也有助于他们的心理调适。他们可以作为辅角和自发性替身的候选者，即使那些没有参与演出，只在一旁观看的观众对演出也起着关键的作用。在表演中，主角"讲述"

着他们的故事，向人们展示他们的经历。简·科斯塔（私人信件，1993）把这个过程与作证的过程联系起来。由于故事能够即刻重演，一切就像发生在现在一样，因此对过去的证明，比文字更加有效，主角的表演是对过去的重新演绎。从真正的意义上来说，表演是主角对一些过去事件的重新演绎，并且邀请组员们观看。作为这个过程耐心而积极的旁观者，导演和观众可以与主角的世界建立真实的联系，并默默地给予肯定、鼓励和支持。对主角而言，这种旁观本身就是一种治愈——被他人以包容的心态看待，倾听和理解是治疗的第一步。

这些包容的态度（或无条件的正面看法）和移情是以人为本疗法的基石 [参见默恩斯（Mearns）和托姆（Thome），1988]，罗杰斯 （1957：96）也写到，在所有成功的心理剧中，这些品质（还包括其他的）对一个治疗师来讲是非常重要的。心理剧的一大优势在于主角不仅能让导演，还能让观众感同身受，给予认可（参见威尔金斯，1994a：17），这极大地增加了它的有效性。观众的接受和移情不一定是自动产生的，有可能是团体进程的结果。建立一个相互信任的环境会直接影响到人生重要题材的表达和探索，这本身也依赖于组员们能接受负面情绪的表达（通常表现为攻击组长）。在团体进程中（参见科里，1994：279-280），随着团体治愈能力的提升（表达情感共鸣和包容），个人题材的表达（作证词）会得到回应。这在心理剧中是必不可少的部分，导演可以通过注意观察团体进程来提高团体的治愈能力。

很多人认为心理剧是以主角为中心。表演中涉及的是主角的个人问题，得到宣泄、领悟或者心理化解的是主角们。通过扮演角色，表达出内心被压抑和否认的东西，辅角也能受益。即便如此，在这些人眼里，他们仍然认为辅角的表达不是表演的主要目的，而仅仅是通过导演和主角合作来实现对主角的帮助。持有这种观点的人没注意到的是心理剧（大多数情况下）是一种团体疗法。那些没有参与表演的团体成员可以深入到他们自己的心理剧治疗过程中，把自己当成主角。通常来说，这种情况的发生是在观众认同了主角（也可能是其中的一个辅角），或者表演中流露的情感引起了他们内心情感的共鸣的时候。主角的精神宣泄可以激发观众的精神宣泄——卡普（1995：296）认为这种方法和希腊戏剧类似，观众在观看他人的故事中得到净化。有时可以引发一个未解决的问题，赋予其直接性或者让人们意识到它的存在，从而激发后续的工作，也许可以诞生以后的主角，或者组员们会选择在分享环节发言，得到一些心理慰藉和化解。卡森（1997a：43-54）详细叙述了观众在各种戏剧场景，包括心理剧中的疗效。

虽然观众的参与贯穿于每一部心理剧，但只有在第三个要素——分享环节中——他们的参与才是最积极的。

分享

当心理剧的最后一幕表演结束，导演会邀请观众来分享他们的感受，在这个活动中，主角能够倾听到部分或所有的组员们谈论他们对这部心理剧的情感投入：主角只需要听。分享有两种类型，每种都有特定的功能。第一种是表演角色的分享。每个在演出中扮演辅角的人，不管有多么微不足道，都会被邀请来告诉主角扮演这个角色的感受。这是一个让辅角"脱离角色"的机会，让他们丢掉暂时接纳的属性和特点，回到他们自己的现实。有时这已经成了一种固定的形式，特别是当扮演这个角色很艰难或者辅角难以解脱自己的时候。下面这个案例是出自第六章中弗吉尼娅的心理剧：

大卫邀请角色们分享，蒂娜第一个发言。看着弗吉尼娅，她说道："作为母亲，我对小弗吉尼娅感到深深地厌恶。我就是不能容忍你老跟在我身边，所以我非常想伤害你——让你感到和我一样的痛苦。内心深处我知道这一切不是你的错，但我非常憎恨你的存在。然而我不是你的妈咪，我是蒂娜——我是一个好母亲——我爱我的孩子们，从来不打他们。"

"够了吗？"大卫问道，"你可以摆脱母亲的阴影了吗？"

"我不确定，"蒂娜答道，"我觉得她还在周围某个地方徘徊，我想摆脱她！"

"那就行动吧。"大卫说，"站起来，使劲摇晃自己，告诉你，也告诉我们你正在把她从你的系统里赶出去。"

蒂娜站起身，摇晃了一下身体，用手拂去身上的灰尘说道："我不是弗吉尼娅的妈妈，我是蒂娜。"

"好些了吗？"大卫问道。

"好多了。"蒂娜回答。

"好吧——我们继续分享。"大卫说。

角色分享的第二个功能是给主角提供更多的信息。通常，辅角很难找到恰当的机会一五一十地表达他们扮演角色的体会。这可能与他们刻画的人物特点有关，也可能是没人问及或提示相关的话题。与主角分享他们体验到却没能表达出来的东西，对双方都是有益的——辅角能卸下他们藏在心里的想法和情感包袱，主角也可以获得更深的领悟。

凯伦的心理剧中有一幕是她和老板的会面，老板由史蒂夫扮演。在这一幕中，凯伦很果断地表达了她的不满情绪，但史蒂夫却没有任何回应，只是冷冷地盯着她，让她冷静下来，通过正常渠道反映她的要求。在分享环节，史蒂夫说："作为你的老板，凯伦，我一开始真的被你吓到了，但当你冷静下来后，我开始欣赏你。我到现在也不知道怎样去回应你，但我最好耐心倾听你说的话。一开始我在想，'又是一个愚蠢的女人'，但之后这种想法变了。虽然你看不出来，但你给我留下了很深的印象。我也许会答应你的要求。"

角色分享之后，导演邀请组员们与主角分享个人的看法。也就是说，叙述他们的生活中发生的与主角的故事相似的事情。凯勒曼（1992：161）写道："分享应重点关注普遍适用性和存在的合理性，鼓励在个人和情感上认同主角。"这类分享不是去分析，更不是去批判。卡普（1995：296）说：

> 分享是团体宣泄和整合的时机。它的本意是"回报爱"而不是"意见反馈"，不鼓励去分析评判事件而鼓励认同。每个组员在剧中都有参与的部分，都可以找到他们与主角的相似之处。

在表演结束的时候，主角会因为自己被暴露，而心灵脆弱。他们的自我表露实际上远不止他们口头表露的情感和舞台上表演的事件，并且他们也不确定自己的故事会引起怎样的反响。从辅角、观众的分享中，有的心理剧流派还鼓励导演参与这种分享，主角听到别人说"我在这方面挺像你的"。这个过程能把主角和组员们联系在一起。更微妙的是，当组员们与主角分享的时候，他们也在表达他们的同情和认可，这样的方式对治疗的好处也就显现出来了。

虽然分享看上去对主角的作用更大，其实对其他组员的治疗和成长也起着重要的作用。对于观众和辅角来讲，心理剧可以激发、挑起和给予强烈的刺激感，可以唤起心中强烈的情感和痛苦的记忆。分享至少可以让这些情感和记忆被表达出来。这既可以让主角被团体重新接纳，又可以让组员们释怀。情感不被表达会引发多种心理和生理病症，小到不开心或烦恼，大到心痛抑郁。因此，我会建议我的心理剧组的组员们或多或少抒发一下他们的情感，不要回到家就头痛！

第六章里弗吉尼娅的一些分享案例可以用来解释分享的效果和好处。

当辅角们都分享了他们扮演角色的体验后，大卫开始邀请组员们分享他们个人的感受。米歇尔第一个与弗吉尼娅交谈。

"我不敢相信你在第一幕中的形象与我那么的相似。

有时做一个单身母亲实在太难了，我只想远离这种生活，去过我自己的人生。我有时也无法忍受我的孩子们，但我知道我是真心爱他们的。

"当你在最后一幕里又遇到了你自己，我感动得都快哭了。这些爱都使我动容——我喜欢这种感觉，并且我感受到了我对孩子们的爱——以及我对母亲的思念。我也想有个人能这么爱我。"

蒂娜第二个发言。"我料到你会选我来扮演你的母亲，她和我的母亲一样。但我和我的母亲之间的故事与你的不同，但我从来没有从她那里感受到关爱和被需要，她对我说过和做过很多不可理喻的事情。她过去常常打我，有时我都不知道原因。有时我知道是因为我调皮，但有时母亲会毫无缘由地打我。好吧，我猜是有原因的，更多的是她自己的原因。"蒂娜突然不说话了，看上去十分悲伤。"最疯狂的是我现在很想念她，我仍想生命中有她陪伴，即使她已经走了。"

蒂娜开始小声地哭起来，加雷斯搂着她对弗吉尼娅说："我非常高兴能扮演小弗吉尼娅，从你这得到的爱和温暖让我有勇气认识到自己是一个多么不称职的父亲。接着我们互换了角色，由我来给予你爱和温暖，这种感觉真让我感到愉悦。我感觉是在跟你说，但其实也是在跟我女儿说。

我已经好几年没见到她了，我知道我作为她的父亲糟透了。但我的确很爱她也很想念她。"

下一个主动分享者是大卫。"我导演完这部剧之后一段时间才意识到我与这部作品之间的联系。我和弗吉尼娅合作的期间是全身心投入到她的身上，没有时间去想我自己，但当我坐在这儿，我想到了很多我们之间的相似之处。我最想提到的是我的泰迪熊，他的名字是克拉伦斯——我不知道为什么——从我记事起就有了克拉伦斯，他从小就陪伴着我。我们去哪儿都在一起，他是我最好的朋友。总之，长话短说，有一天我放学回家，却发现他不在卧室的那张椅子上了，我一直把他放在那儿的——我那时已经差不多十一岁了，所以没有把他放在床上陪我睡觉了。我问妈妈他去哪儿了，她告诉我她把他扔了。我简直不敢相信——她怎么能这么做呢？她凭什么这么做？他是一个人，而且是属于我的。我至今也没有原谅母亲，现在我告诉你这些，我感到愤怒和深深的失落感交杂在一起。"

团体沉默了一会儿，格里打破了沉默。他用颤抖的声音很温和地说："看到你出演的格里时我就难以自持了，我想起了我和我的前女友是怎样决裂的。这是一段非常痛苦的回忆。我想我们彼此都知道事情不该这么继续下去，但我当时真的太糊涂了。最后我还是起身走了。她曾想好好谈谈，但我就是无法忍受再经历一遍过去的事情。虽然分手是正确的，但我希望我可以用不同的方式——我们之间本不必如此。"

其他组员也分享了他们关于孩子、父母以及他们童年时期有时把父母的行为归咎于自己的故事。大多数的成员在他们还是小孩子的时候都有过自己惹父母生气或不开心的经历，但事实并不是这样。还有成员讲述了他们被抛弃的经历——还有少数人，虽然不好意思开口，也讲述了他们抛弃别人的经历。每个人都和弗吉尼娅分享了他们的故事，分享涉及了深层次的交流。当分享环节快结束的时候，团体的氛围变得非常安静，人们挨在一起坐着，有些用胳膊相互搂着，有些陷入了自己的沉思中，但整个团体沉浸在和睦的氛围之中。

完结式

跟其他的心理疗法一样，结束对心理剧也至关重要。心理剧结束了，个人培训也结束了，心理剧团体的生命通常是有限的——即使不是有限的也会看到组员们在达成他们的目标之后离去，或者因为其他原因继续向前。这些结束都需要有人来料理和完善。虽然组员们对此都负有责任，但大部分责任还是在组长身上。不仅是一些实际的问题（例如时间问题），还要考虑到结束对心理治疗的影响。最理想的是，成功的治疗都有一个完美的结束；当然这也就暗示了这个过程会以某种方式完结。来达到完结的这个过程通常被称作"完结式"，虽然如凯勒曼（1992：152-153）指出，这起初不是一个心理剧概念。

在心理剧中，完结式可以指个人心理剧的完结，它的华丽落幕，在这一幕中主角的认知得以加深巩固；它也可以指主角的心理活动。凯勒曼（1992：153）写道：

> 从心理治疗的观点上看，完结式是主角内心活动的一个总结。就其本身而言，它代表了治愈过程的成熟，治疗旅程的最后一站，以及一场心理剧的目标，很好地赋予了精神慰藉和治愈的希望。只有在这心理剧疗法的最后一步才能实现真正的心理化解。

如果认为这类的完结式只发生在心理剧的最后一幕或者是在分享环节，那就大错特错了。心理治疗和个人成长都是循序渐进的，也就是说，他们会随着时间而变化。心理剧可能会使人得到精神宣泄和领悟，但它很少会导致即刻和永久的改变。最有效的做法是，让主角在团体之外的生活中逐渐巩固他从心理剧中得到的认知。从这个意义上说，完结式也是一个过程；

然而，导演的确有责任确保主角能以一个完整的，成人的状态来结束他们的表演（譬如通过把表演的最后一幕设计为回到现实），并且他们通过分享能与团体重新融合：类似的完结式就是这样构成的。

完结式不一定是要寻找一个皆大欢喜的结局。凯勒曼（1992：156-157）断言把皆大欢喜的结局引入到心理剧中来的做法是一个有"很大的争议"的问题。一方面，正面乐观的结局可以被视作一个正面的强调，也能带来审美上的愉悦；另一方面，有人认为它们扭曲了现实，因而使治疗适得其反。我认为由导演决定该引入怎样的结局（或者导演来判断组员们想要的是什么），并不能帮助到主角。如果主角在现实中有困难，不确定或者在作思想斗争，也许主角和组员们的认可和接受才是最重要的。强加一个童话一样的结局起不了什么作用。

最理想的是，主角在完结的一幕自然产生他们想要的结局，不管是他们突发奇想，还是与导演商议的。如果这类情形没有发生，还有一些解决方法。作为一个以人为本的心理治疗师，我习惯把注意力集中在我和主角的合作过程中，因为它能反映出主角正在经历的困难，直接解决这个困难可能会打破僵局。导演还有一个选择，就是借鉴他们的经历和在表演之前发生的事情来设计一个结局。凯勒曼（1992：157-159）把"常见的结尾场景"进行了分类，列出了29类。他（1992：153）还指出完结式对辅角、观众和导演也同样重要。角色分享以及正式的脱离角色是辅角的完结式，观众通过在分享环节表达他们的情感联系也得到了完结。导演同样可以在分享中得到完结，但对他们来说，与联合治疗师作工作总结或者指导也是完结式的一部分。

结束表演也一样重要。表演后的分享作为团体的完结式是足够的，但通常让所有团体成员进行更进一步的交流是最好的。布莱特尼（1997：107-108）指出"一些结尾的元素"可以"使紧张的气氛有所缓和"。这些元素包括：

- 计划下一场表演。
- 鼓励受伤的或苦恼的组员（例如给予他们正面的评价）。
- 组员间探讨未完成的事宜。
- 完结仪式（例如，简单地手拉手围成圈）。

在我自己的心理剧中，我通常不那么死板。我会把我的注意从主角身上转移到整个团体——也就是说，我不再是一个导演，而重新做回了团体引导者。我承认心理剧对个人所产生的影响，并对我当前意识到的情感作出反应，我也鼓励组员间的相互交流。我通常会发出这样的邀请："还有谁想说点什么或者有什么问题吗？"虽然回答不尽相同，但它的确给了我们机会来讨论一些未完成的事情。

在心理剧团体解散的时候需要另一种形式的完结。依我看来，心理剧团体的最后一次会面也和第一次一样重要（见第四章）。这是组员们最后一次有机会说出他们之前没有说的话，做他们想做却没有做的事。这也是一次庆祝团体的诞生，并缅怀它即将逝去的机会。具体的做法心理剧治疗师们各有不同，但所探讨的主题大同小异。

另外一点也是非常重要的，让一些没有当过主角的组员，或者那些没有完成他们的作品的组员们来探讨这些话题。一些导演会把最后一场剧留一部分来演出片段剧，好让组员们想起他们还未处理的材料。这是一个在团体中发言陈述的机会（这本身就是有益的），还可以用来统计其他的心理治疗需求，为下一次工作做好准备。请看下面的案例：

这是心理剧团体的最后一次会面。成员们在一起度过了十周，有哭有笑，有愤怒也有后悔。每场表演的参与度都很高，但不是每个人都有机会当主角，基思就是其中的一员，但他当过几次辅角。组长特里把两张椅子搬到组员们的正中间，椅子间隔大概两米，面对面摆放着。他说："今晚是你们最后一次告诉大家你们生活中的故事了。还有许多其他的事情要做，所以我们没有太多的时间，但我们可以做三到四个十分钟左右的片段剧。这是一个尝试做短片的机会，把你没来得及说的话说出来——或者可以以此来确定今后的工作——向你自己保证。快上前来坐到这张椅子上，然后告诉我们你想让谁坐另外一张椅子，以及这个片段是关于什么内容的。"特里转过身来看着组员们问道："有谁准备好了吗？"

基思走上前来。"坐在那张椅子上的，"他指着另一张椅子说道，"是我的父亲，我就想告诉他我很想念他。"

"好的，"特里说，"你的父亲正坐在另一张椅子上，现在告诉他你想说的话吧。"

"你好，父亲，"基思说，"这十周来我一直在躲着你——其实从你去世后我就一直在躲着你——但今晚不对你说点什么我是不会回去的。"沉默了许久，基思接着小声说道："但现在你在这儿了，我却不知道该说些什么。"

露丝暗示特里她想代替基思表演，特里点头同意了。露丝站在基思坐着的椅子后面，把右手放在他的左肩，露丝说："爸爸，我非常想你。我知道我们平时很少说话，但你的离去给了我很大的打击，我不知道怎样去向别人倾诉我的痛苦。"

基思看着属于他爸爸的那张椅子说："对——这正是我想说的。我真的很想你，我也确实很受伤，并且无法表达。你总是教育我，男人不应该流眼泪——那是女人才会做的。我不知道你说得对不对。我觉得我还需要整理很多有关你的事——下次再聊吧。"

"下次再聊吧，"特里重复道，"趁着你父亲还在这儿，还有什么要对他说的吗？"

"没有了——只有一句，我爱你。我真希望在你还活着的时候亲口对你说这句话，我也希望你对我说过这句话。"基思叹了口气。

片段剧是个人完结式的方式之一，但作为团体的结束，需要不同的方式。这种方式可以有很多种，但最常用的技巧和练习是让组员们表达他们对团体的情感，他们作为团体的一员有什么收获，他们将会带走什么（以及他们会留下些什么），并且给对方一些反馈。我常用的方法是照应我在第一次团体会面时做的练习活动。例如，假设第一次会面时我用一张椅子或垫子来代表这个团体，让大家根据他们与团体的关系来决定自己的位置，然后对这个团体作一些个人评价。在最后一次会面中我也用同样的椅子，邀请组员们再一次根据他们与代表团体的这张椅子的关系重新定位，看看与他们最初的位置有何不同（也有可能相同），然后说一些个人的感受。组员们不约而同地靠近彼此，靠近代表团体的物品，并且许多人都表达了他们感受到的温暖和亲密。以下是我会用到的其他练习：

　　最后一次团体会面已经进行到一半了。保罗把一大摞纸张和一盒签字笔放在房间的正中央。"好了，"他说，"现在我们每人都有机会对他人作一些正面的反馈，带走一些具体的东西。我想让你们拿出一张纸，在最上方写上你们的名字，然后把它随便放在地上。做完之后，我们的任务就是在别人的纸上写下你们的话——可多可少——要在情理之中。我的想法是让大家写上对这个人的欣赏之处。当然你们也可以写上一些其他想说的话。"

　　团体立马行动起来，成员们都开始做任务。除了偶尔有人喊一声"谁拿到简的纸片了——我还没写她的"以及类似的声音，成员们都专注地做了大约二十分钟的任务。保罗四处看了看，觉得似乎所有人都做完了。"大家都做好了吗？"他问道，"好了吗？那么你们找找你们自己的纸片，读读别人给你写了些什么，然后我们再聚在一起分享，然后再进行最后一项任务。"

　　当所有人都读完了他们的纸片，组员们都聚集到一起围成圈，争着发表他们得到反馈后的感受，这些时刻非常温馨感人。最后，保罗说："好了，我们的相聚还剩最后几分钟了，每个人都说出了想对他人和团体说的话，但我还想问一句有没有人想在这一切结束之前说几句话？"没有人回答。"好吧，"保罗说，"大家起立，把椅子摆到一边，然后站成一个圈。"站好后，保罗说："现在我们就要跟团体中的自己告别了，但我想让这个道别正式一点。"

"大家与身边的人手拉手，再环顾一下团体所有的成员，尽量多与他人眼神交流。"

"现在我们每个人说出一件我们留在这个房间里的东西，以及一件我们将要带走的东西。然后我们全都退后一步说再见，再退一步松开手。这就是仪式的全部了。"

艾琳第一个开口说话："我想把我对妹妹的怨气留下——然后带走你们给予我的爱和支持。"

"我会把我的腼腆留下，"丹尼斯说，"我将会带走我新的认识，那就是我的观念和其他人一样是合理的。"

杰米环顾了周围的每个人，悲伤地说："我会留下我的一些愤怒、悲伤，但我能带走的东西太多了，我都不知道从何说起。我觉得在这儿我是被人珍惜的，我将会带走一部分这种被珍惜的感觉。"

当所有人都说完后，他们退后了两步，这次聚会和团体就宣布解散了。

凯勒曼（1992：160）很诗意地概括了完结式在心理剧中的作用和影响：

　　归根结底，完结式的最终目的是让戏剧意犹未尽，从而过渡到一个新的开始。在结尾的十字路口，主角反省过去、把握当下、展望模糊的未来。心理剧的结局如果掌控好了，人们就能理解它传递的真理，那就是万物终而复始。这大概是我们唯一能确定的事情了。

　　不管是个人心理剧的结束，还是一次表演的结束，抑或是团体生命期的结束，都是如此。

第八章 分享：心理剧的大背景

心理剧的配套基础设施

在心理治疗实践的大背景下，有名气的心理剧治疗师很有可能加入一些专业的组织，这些组织领导着学科建设，负责制定安全和道德的操作规范。大多数地方，这些组织都属于国家机构，可以对接受训练的心理剧从业人员和治疗师进行职业认定，发布从业人员必须遵守的从业守则和道德守则。这些守则为从业人员、训练师以及心理剧导师提供了指导原则，或许更重要的是，为客户建立一个服务标准，让他们知道自己是否得到了适当的治疗。没有一项道德和从业守则能保证治疗不出差错，但万一出现治疗不当，这些守则可以成为赔偿的依据。任何潜在的心理剧客户或者准备接受心理剧治疗的人，事前最好设法知晓与他们合作的治疗师或训练师是否能遵守已公布的相关守则，并能免费提供这些守则。一些组织（例如英国心理剧协会）可以注册实习生、执业医师和训练师。如果注册者被组织接纳，就说明这个成员达到了特定的标准，能遵守组织相关的准则，并且有良好的声誉。万一遇到治疗失当的指控，人们可以求助于注册组织的调查和检查。在英国能得到更多的保障，因为英国心理剧协会（BPA）是英国皇家精神心理咨询协会（UKCP）的一部分，隶属于它的人本主义和综合精神治疗部门（HIPS）。在 BPA 注册过的执业治疗师和训练师因此也可以注册成为 UKCP 的心理剧精神治疗师，并要遵守它的程序和准则。UKCP 每年都会发布所有注册人员的名单，这份名单按区域和部门排列。你可以在书店购买，也可以在（例如）大一点的公共图书馆查阅。如果在英国想要找到一个有声誉的心理剧医师，那么可以从 UKCP 的注册名单开始。

要想被认可为或注册成为一名心理剧执业治疗师，需要证明自己达到了专业组织的训练基本要求，并且能继续达到安全实践的其他要求。这些标准虽然不同，但他们都包含了参加持续训练的承诺，有些还指出心理剧治疗师需要在一名督导师或顾问的帮助下定期检查自己的工作。还有些规定了心理剧医师每年的最低工作小时数。

除了负责心理剧治疗师注册，制定安全守则、道德实践规范以及主持投诉和督察等工作外，专业组织还有其他一些工作。他们最主要的工作就是宣传心理剧，促进心理剧治疗师和他们的客户的相互合作。例如，美国团体心理治疗和心理剧协会在网上发布了它们的协会宗旨（http：/www.Artswire.org/asgpp/），如下：

1. 促进国家和国际上从事心理剧、社会计量和团体心理治疗的理论和实践的人士之间的交流合作。

2. 鼓励和促进心理剧、社会计量和团体心理治疗的专业培训。

3. 促进和传播心理剧、社会计量和团体心理治疗的理论和方法，对它们在其他造福个人、团体、家庭和组织的专业学科的应用进行有益的尝试。

4. 传播有关心理剧、社会计量和团体心理治疗的信息，以及它们在大众、其他职业人员以及公共政策制定者中的应用。

5. 促进和发表心理剧、社会计量和团体心理治疗以及其他相关领域的学术研究。

6. 维护与协会宗旨相关的职业准则。

其他组织的目标也与此类似，并努力寻求各种方法来实现它们。它们可能会有自己的学术期刊，例如，BPA组织发行的《英国心理剧和社会剧》刊物。美国团体心理治疗和心理剧协会发行了《国际行动方法》（曾用名《团体心理治疗，心理剧和社会计量》）。还有《澳大利亚和新西兰心理剧协会》期刊，以及许多非英语的期刊。

一些心理剧协会本身也是培训机构，另一些则是下辖培训机构。无论是哪种，心理剧组织通常都负有确立和维护培训标准，以及监督学生进步的责任。例如，BPA 中的认证评估委员会有权接受和发布训练和评估的标准，审查其下属培训机构提交的培训计划和大纲，确保达到规定的标准。美国团体心理治疗和心理剧协会（ASGPP）在美国也起着同样的作用，他们（在 http://www.artswire.org/asgpp/cert6.html 网站上）制定了取得执业治疗师资格证书的要求。这些要求基本上都和 BPA 的相同。也是在这个网站上，ASGPP 发布了取得训练师、教育者和执业医师（TEP）资格证书的要求，这也成为了持有者高资质的证明。

许多心理剧协会会定期组织会议，通常一年一次。这种年度大会，除一些"例行公事"的议程外，也有很多关于论文的交流和饰演研讨会等内容，专门探讨心理剧以及它的相关学科的研究。这些会议的目的是给心理剧治疗师和训练者一次继续训练和提升专业素养的机会，但它们通常也对非会员开放，因而可以作为学科入门的良机。偶尔会有国际心理剧会议，但目前还没有组织负责组织这样的会议，通常由国内组织或个人团体接手这个重任。国际团体心理治疗协会（IAGP）有专门的心理剧兴趣团体，叫作国际心理剧部门（IPS）。心理剧同样出现在国际团体心理治疗大会和世界心理治疗会议上。

心理剧组织同样会协调和核对成员们的活动信息。例如，

BPA 新闻（BPA 的内部杂志）定期发布培训讯息，以及心理剧治疗的时间和地点，虽然这些信息还不是很全面，但每个想要参加培训成为心理剧治疗师或想亲身体验心理剧的人，都可以通过他们当地的专业组织，找到对他们有用的信息。

心理剧培训

布莱特尼（1997：203-214）公布过一份《国际心理剧培训机构目录》，其中有超过 150 个条目（附有地址），这里面还不包括美国的机构。布莱特尼称，美国有 100 多名培训师，他们的名字每年都会被发布在美国心理剧、社会计量和团体精神治疗资格审查委员会的目录上。心理剧培训组织和个人培训师遍布在至少三十个国家或地区，包括：阿根廷、澳大利亚、奥地利、比利时、巴西、保加利亚、加拿大、爱尔兰、芬兰、法国、德国、希腊、匈牙利、以色列、日本、意大利、韩国、荷兰、新西兰、挪威、葡萄牙、罗马尼亚、俄罗斯、西班牙、瑞典、瑞士、中国台湾地区、土耳其、英国以及美国。

心理剧培训需要达到研究生水平。这不一定是说心理剧实习医师必须有专业的学位，但如果没有，就需要另一些东西来证明专业资格（例如，社会工作、护理或其他的咨询和心理治疗经验）。比如，南澳大利亚心理剧培训机构（符合澳大利

亚和新西兰心理剧协会的标准）在网上发布了拥有培训资格
的标准（网址 http://www.holistic.com.au/ptisa/index.
html）：

> 课程适用于具有工作经验的和相关高等学历的医师，训练
> 相当于"研究生"级别。
>
> 合格的从业人员可以在许多领域应用心理剧，如管理、公
> 共关系、培训、教育、治疗、精神生活、工作、行为艺术和组
> 织机构，凡是涉及学习、改变和人际交往问题的领域都可应用
> 心理剧。
>
> 所有经过深思熟虑、目标明确的人，都可以在培训中获得
> 有质量的沟通交流。

显然，这里提供的培训不仅仅把心理剧当成一种心理疗法，
另一些培训组织会把精力集中在心理剧的心理疗法上。因此，学
员在报名之前应确认培训组织提供的课程是否满足他们的要求。
大多数情况下，报名心理剧心理疗法培训的学员应该具
备一些心理卫生工作的经验，一些国家专业的心理剧组织（例
如葡萄牙心理剧协会）的会员必须是精神病医师或临床心理医
师——因而心理剧的培训也有同样的资格限制。通常，报名的
学员们必须具有参与过心理剧治疗的经历。

　　心理剧培训种类很多，但实验通常占了很大一部分。与心理剧疗法、社会计量学、团体心理治疗以及相关学科的理论学习一样，心理剧学员早期就要参与到心理剧实践中。心理剧培训团体的流程和心理剧治疗团体的流程基本一致；实习生要主动担任主角（展示个人素材）以及辅角，并且参与分享。高年级学生还需要在培训师的帮助下自导一出剧目。培训团体与治疗或成长团体最大的不同在于，前者在分享之后还要进入第四个环节——审视。

　　审视的目的是分析和评价导演的表现，让学员互相学习。凯勒曼（1992：161）认为"审视的主要目的是提高学生的专业技巧"。一些训练师提倡审视他们自己导演的戏剧（这样一来，学生就能更好地理解导演的行为及行为背后的原因），但审视最重要的一点是让当过导演的学生得到来自培训师和同伴们（包括主角和辅角）对其作品的反馈。不论何地，只要条件允许，审视和分享环节之间都至少有一小段间隔时间。许多培训师喜欢把审视留到同一天晚一点的时间，甚至第二天。这是因为，分享是治疗过程的继续，然而审视，根据对其的定义，包含了一些批判性的元素，这与治疗成功所需的包容接纳的氛围是相冲突的。组员（特别是主角），演出后他们需要一段时间让自己的情绪走出表演，效果上加以巩固。凯勒曼（1992：161-167）详细介绍了心理剧中的审视。

心理剧的训练同样要求高年级学生完成一段指导性的临床实践。通常要求实习生在课程规定的时间内组织 60~90 场心理剧（由认证组织预先规定好的），这些心理剧必须与一位临床导师进行讨论和审视。临床实践是在完成规定的最少训练学时之后，得到培训师的批准了才可以开始。培训成果的考核通常包括理论知识和实践技巧两方面。具体的做法有很多种，例如，在英国和澳大利亚／新西兰，有一系列理论知识考查（学生提交的论文至少要达到"可以发表"的水平），然而在美国，会采用正式的笔试。学员们能否主持一场完整的心理剧通常由合格的考官作现场考查。国家级的相关组织可能会给地方心理剧培训机构提供具体细节，以及培训师和培训机构的地址。

在英国，有这些可以信赖的培训机构：

机　构	联系地址
豪威国际心理剧中心	北步行街，林顿，北德文郡，EX35 6HL
伦敦心理剧和团体心理治疗中心	奥德利路 15 号，里士满，TW10 6EY
心理剧北方学院	梅洛，心理剧北方学院主任，格利伯舍，教堂路，斯托克波特，SK6 5LX
牛津心理剧团	华西亚路 8 号，高里市，牛津，OX4 3QG
南德文艺术与科技学院	多洛丝·兰格利，音乐与戏剧部，牛顿路，托基，TQ2 5BY

做一名心理剧治疗师

受过训练的心理剧治疗师会学到很多技巧，但在什么地方用和以什么方式使用这些技巧却因人而异。在英国，很少有专职的心理剧治疗师，但有许多人会在他们的工作岗位上用到心理剧技巧，比如，精神科护士、心理医师或教师。南澳大利亚心理剧机构的网站上写到，心理剧培训适合"领导、治疗师、团体工作者、护士、医生、教育者、顾问、牧师、心理医师和管理者"，说明这其中的每一个人都可以在他们的岗位上用到心理剧。许多在医疗机构或者私人诊所从事心理治疗的医生，就是心理剧治疗师（在他们的治疗中心理剧可成为治疗方法的辅助技巧）。在许多国家，只有有资历的精神病学家和心理学家才能做心理治疗师，心理剧治疗师也同样如此。但在（例如）英国，把心理剧当作一种治疗方法不会受到这样的限制，一般情况下允许心理剧被用于非临床实践（例如，在教学和管理上）。

加入一个心理剧团体

也许每个想尝试心理剧的客户想问的第一问题就是，"心理剧适合我吗"？归根结底，只有客户自己能回答这个问题，并且心理剧的客户并不专指"特定人群"。心理剧是一种成长和心理治疗的方法，它可以在各种环境中被用在各种人身上。凯勒曼（1992：23）说：

> 从一方面看，每个人，无论他们处在生命的哪个时期，都可以从心理剧中获益，特别是处在痛苦悲伤的时期。从另一方面看，选择心理剧这种治疗方式的人是一类人群——但目前没有办法定义这类人。

凯勒曼指出，虽然很多心理问题都采用心理剧治疗，但不是每个人都适合。这与"问题"是什么无关，更多在于是谁要做心理剧，以及在什么背景下做心理剧。以我的经验来看，如果有意向的客户对心理剧有了一定的了解，他们自己就会知道心理剧是否适合他们。再强调一遍，信任客户似乎是一个显而易见的方法。

虽然心理剧是一种"表演方法"，组员们不需要有表演技巧。重要的是他们愿意去接触其他的组员，与他人和组长一起合作，共同进步。这不需要有舍己为人的精神：每个组员都有他们自己的目标，只要不伤害到他人，都可以表达。凯勒曼（1992：23）指出了一些心理剧客户必备的素质：

> 通常，只有当个人能够积极地参与到这个相当复杂的心理

仪式中，这也是心理剧的特点，心理剧才能起到作用。例如，要能参与到角色扮演的想象过程中，同时不能与外面的现实世界失联，这似乎是参与的最低要求。此外，参与者必须能够经受住情感上的大起大落而不情绪失控，至少有人际交往的能力，对待焦虑和烦躁有基本的耐心（自我力量），有一些心理感受性，在自我调适的过程中能把握进退的分寸。

任何想要亲身体验心理剧的人都应该去读第二章中"寻找心理剧治疗师和心理剧的塑造"这一节。

了解更多心理剧的知识

正像心理剧导演对主角的要求："行胜于言"，了解心理剧的最好方法就是作为团体成员实际地参与体验。可以根据个人情况选择一个定期团体，周末强化班或者一次培训会议。除此以外，现在有许多心理剧出版物，有兴趣的读者可以参考。其中包括莫雷诺本人的著作、书籍和关于他的文章，多数欧洲语言和一些亚洲语言的学术期刊，以及各种类型的医师所著的书籍。附录 2 是阅读指南，有趣的是，网络也是获取心理剧相关信息的来源。

心理剧和网络

在搜索引擎上寻找"心理剧"会出现六百多个条目。即便事实是这些网页中包含一些通俗意义上的心理剧，与莫雷诺的思想和实践方法没有直接的关系，六百条（持续增长中）还是一个很惊人的数字。这些条目包括一些个人医师、培训师、培训机构、国内和国际组织以及期刊。还有网页介绍心理剧理论，发布近期要召开的心理剧会议细节，以及相关学科和兴趣的介绍。这些网页包含多种语言，例如芬兰语、法语、意大利语和葡萄牙语，但看上去德语（除英语之外）最为常见。要在这片迷宫里找到出路很难，找到一个包含"心理剧链接"的网页可以节省时间和经历。另一方面，从一个网页链接到另一个网页的方法也要靠运气。以下是一些有用的网址。

http：//merlin．net．au/-iam/pdlinks．html 在这个网页里有罗伯特·布罗迪的"心理剧链接"，这个链接会实时更新，可以把你带到各种相关的有用的心理剧网页。

位于亚利桑那，凤凰城的西部聚焦行动治疗机构也提供了一个"心理剧链接"网站：http：//www．syspac．corn/-casa/pdlinks．html

美国国内和国际上一些组织的网站：

美国团体心理治疗和心理剧协会：http：//www. artswire. org/asgpp/cert6. html

英国心理剧协会：http：//www. zambula. demon. co.uk/application％20info. html （这个网页包含海边豪威国际心理剧中心的信息，这个机构是由玛西亚·卡普（Marcia Karp）和肯恩·斯普拉格（Ken Sprague）创办的。）

芬兰心理剧协会（芬兰语）：http：//www. sci. fi/-suomenpd/pdrykoti. html

国际团体心理治疗协会的心理剧部门：http：//www. psych. mcgill. ca/labs/iagp/Kipper. html

葡萄牙心理剧协会：http：//members. tripod. corn/-cristinv/spp. html

在 http：//www. mhsource. com/edu/psytimes/p950520. html 上，亚当·布莱特尼发布了一个"心理治疗中的心理剧方法"的简介。

安妮·舒岺贝热的主页（法语）上有关于世界各地即将发生的心理剧大事件的细节报导：http：//perso. wanadoo. fr/a. ancelin. schutzenberger/html

*注：本章出现的网址仅供读者参考，截至本书出版之日，网站均可正常访问。

第九章　审视：批判性地看待心理剧

"有效性"和评价：心理剧和相关研究

每个想要尝试心理剧的客户或心理剧学员经常都会问："心理剧有用吗？"作为一名心理剧治疗师，据我在心理剧团体的亲眼所见以及自身经历，还有我同事和客户们的经历来看，心理剧确实是有用的。这种零散的轶事证据虽然有力，但它缺乏科学上的"考证"，也不像定性研究所要求的那样"对经验和行动的透彻，真实的描述"，具有说服力（McLeod，1994：32）。这些证据也无法说明心理剧对哪些人，何时何地是有效的，或者它在哪方面有效。能否找到研究证据，证明心理剧的效用呢？

正如卡普（1995：297）所说，对团体心理疗法的研究结果也可以用在心理剧研究中，然而，尽管这些研究有助于理解（例如）团体进程，但对效果的论述仍很模糊。布洛赫（1988：299-308）认为没有必要问"团体疗法有效吗"，因为"团体疗法"

一词就包含了各种各样的治疗方法，并且团体疗法是否有效因人而异。与个体疗法相比，欧林斯基（Orlinsky）和霍华德（Howard）（1978：310-311）的报告中说，大量研究结果表明，这两种团体治疗在效果上没有多大差异。他们还提到，一些研究发现团体疗法明显优于个体疗法，还有研究发现将两种疗法结合起来效果最好。可以断定的是，这些文章所提到的研究，没有一个是关于心理剧的，虽然这些结果的适用范围可以扩大，但它们之间的关系仍有争论，目前也没有证据证明它们之间的任何联系。研究团体疗法本身只能让我们了解到心理剧的"工作原理"。同时，心理剧治疗师也宣称他们的方法是独一无二的——它有自己的独到之处。这种说法也值得探究，并且证据只能从对心理剧本身的理论和实践的调查研究中得出。

萨克斯（Sacks）等人（1995）在他们的心理剧研究的参考文献中仅列出了三十部正在"研究"的文献，我（Wilkins，1997a：44）还注意到"很少有研究证明心理剧的作用和价值，调查客户的经历，或者提及心理剧理论和实践上的创新"。托雷斯（1998：2）也评论到，心理剧与其他心理治疗方法相比"缺乏关注"。他写道：

关注度的缺乏导致大多数心理剧治疗师对做研究或在心理学和医学杂志上发表文章并不感兴趣。但我们（心理剧治疗师）

自己也很少付出精力去回答心理剧治疗效果如何，有哪些适应症和禁忌症，有哪些案例是失败的，对特殊精神病症的替代手段之类的问题，也很少对这些问题的回答寻找科学依据。

麦克劳德（1994：183）提出心理治疗医师通常都是治疗方法研究的关键。心理剧治疗师也不例外，尤其在做实证调查类的研究的时候：

> 似乎心理剧治疗师并不觉得他们自己有研究的技能……我们在创造性、直觉性和想象性的过程中有一技之长，并且我们感兴趣的是人类经验，而不是研究（Wilkins, 1997a：44）。

虽然很少有论文对心理剧进行定量或定性的系统研究，但许多论文都包含执业医师在各种环境下与不同的客户群体合作的经历的主观叙述。在这些论文中，心理剧治疗师像一名"反思实践者"，将他们的思考写下来，这可以看作是迈向研究的"第一步"（参见 Wilkins, 1997b：8-9），不过这些研究还不够严谨，没有定量研究那样的信服力，也没有定性研究那样的真实性。然而，它们对那些想进一步了解心理剧、了解它的实践方法的人来说是很有价值的。执业医师对于心理剧发展的重要性不容小视。正如麦克劳德（1994：184）所说：

每一个在心理治疗发展历程中的重要人物（弗洛伊德、荣格、罗杰斯、波尔斯、莫雷诺、沃尔普、埃利斯、贝克）都在临床领域有重大发现，甚至他们中的一些人后来通过系统性的研究证实了他们的发现。

大多数时候，这些关于心理剧的系统性的研究是由执业医师们发表的。例如，凯勒曼（1985，1987b）用问卷调查客户对于"心理剧的治疗因素"的看法，布拉德伯里（Bradbury）（1995b）用定量研究法测量心理剧治疗法带给患者的改变。近期的定量研究内容还包括调查心理剧对囚犯的影响（Stallone，1993），其中（用"监狱纪律报告"作为测量变化的标准）作者提到（p.29）：

> 这项研究的结果表明，心理剧对于加入心理剧团体的犯人起着重要作用，减少了他们的不良行为，并帮助他们更好地适应监狱生活。

还有一些论文采用的是广义心理剧的研究方法。例如，本和大卫（1992）使用社会计量法来研究心理剧心理治疗团体中的领导阶层，德鲁（Drew，1993）描述了"情景再现访谈法"，她说这种方法正是借用了心理剧的方法，霍金斯（1988：60-78）写到过心理剧在研究中的特殊作用。所有关于心理剧的文献中，缺少的是优秀的定性研究，尤其是人本主义视角或者"新范式"视角的研究（参见 Reason and Rowan，1981）。这种状况正在逐渐改善。例如，不断有人在研究客户在以人为本的心理剧中的体验（Wilkins），以及患者自身对心理剧有效性的体验（Carson，个人通讯，1996）。

在如何理解心理剧这一点上，定量的实证研究方法和人文的现象学方法两者不分优劣。这两种方法（以及其他）各有所长，最好能将它们结合起来——当然它们是可以互补的。莫雷诺（1968：3）写道：

> 心理剧是否有效这个问题长期以来备受争议。有两派观点：一派强调惯用的信度和效度标准似乎不太适合心理剧。如果每个人都能真实地演绎他的生活，那么这个数据就是可信有效的；另一派认为现在流行使用的效度测量方法可以用来测量心理剧。这两派观点并不排斥彼此，两种测量信度的方法（"存在判断法"和"科学实验法"）可以结合在一起。

把两种研究方法结合在一起的任务（或至少对比它们各自的结果）尚待完善。在这点上心理剧并不是所有心理疗法中唯一的，但如果不能建立一个扎实的研究基础对心理剧来说是不利的，会让它轻易受到批判，但如果有了研究基础，这些批判就很好反驳了。

对心理剧的抵制

莫雷诺是心理疗法发展史上举足轻重的人物。他发明的技巧和方法被广泛用于其他心理疗法中，心理剧可以看作是团体心理疗法的先驱。科里（1994：229）也承认了这一点：

在许多方面心理剧都是其他心理疗法的先驱，包括在格式塔疗法、家庭疗法、相遇疗法和团体行为疗法等。这些方法往往都是运用或者改编自莫雷诺最初发明的方法。

他还接着说道（p. 232）：

我对莫雷诺开创的方法知道得越多，我越觉得他就是一个天才心理医师。他超越了他所在的那个时代，这种说法一点也不为过。他用他的远见创造了能融合情感、想象和表演的方法。

我和其他许多人都有科里这样的体验和观点。考虑到它的深远影响，莫雷诺对心理治疗的贡献是举足轻重的，作为一名创新者、思想家和发明家，他在心理剧以及相关学科中的见解时至今日还远未得到充分的实践和理解。布莱特尼夫妇（1988：32）写道："莫雷诺的著述有巨大的潜力，但在美国却并不受欢迎。"虽然曾经有过一度的好转，但十年之后仍是这样，并且在（举个例子）英国也是如此，在心理剧被创立多年之后，英国市面上才出现一本关于"创新疗法"的书，书中有一章是关于心理剧的（见Badaines，1988）。这说明心理剧在某种意义上是非主流的。

布莱特尼夫妇（1988：32-42）写到过"对心理剧的抵制"，认为这种对莫雷诺思想的不屑一顾的原因在于他的思想超越了他所处的时代，和他的"行为与他身边的大多数同事格格不入"。他们还列出了抵制心理剧的一些历史原因，包括：

1. 它与公认的心理治疗实践方式有很大的差异。

2. 随着心理治疗实践方法的不断创新，人们似乎忘记了心理剧对新方法的影响。

3. 莫雷诺他自己与占主导地位的心理分析思想对立起来的做法几乎得不到支持。

4. 通常临床治疗所需的时间是"50分钟"，而一场心理剧所需的时间在临床实践中就不太可行，此外，心理剧会给情绪带来很大波动，意味着对客户的照顾调适和支持要比单纯的心理分析多。

5. 人们想当然地认为心理剧方法对客户是指挥和独裁，到了 20 世纪 30 年代中期心理剧就过时了。

6. 人们对治疗方法上的激进抱有成见。

7. 戏剧的形式（莫雷诺借用了其中的语言和思想）被认为在本质上是不真实的，这种联想导致了对心理剧的不信任。

8. 历年来，操控心理剧的人都缺乏良好的训练——这反映在实践方法上而不在导演。

9. 团体疗法已经过时了，虽然它在不断变化发展，"即使在今天，人们对表演方法还是会本能地回避，因为它放弃了基于言语交流的可靠方法"。

10. 治疗师没有做好（社交上或专业上）与团体打交道的准备。

11. 心理剧的传统形式一开始很难学，也很难应用，只有莫雷诺开展心理剧培训。这就导致了心理剧治疗师的数量很少，因而心理剧的影响也就不大。

布莱特尼夫妇（1988：37-41）还写道，莫雷诺的个人性格和行为也导致了人们对他的思想以及心理剧实践的抵制。

1. 在很多方面，他涉猎广泛，在其他心理治疗师看来是"不专业"。

2. 关于心理剧的书面材料是很有限的，（直到 20 世纪 60

年代中期）几乎全来自莫雷诺一人。虽然仔细读完这些著作之后发现它在内容上是连贯的，但依然很难理解，并且"他抱怨的语气不受严肃的专业的读者群体的欢迎"。莫雷诺还忘了将他的思想同其他方法作比较，这原本可以使他的思想更容易被人接受。

3. 莫雷诺亲手包揽心理剧作品的发表工作，忽视了专业期刊杂志的作用。有限的读者群体以及文章有时不够严密，"降低了期刊整体的可信度"。

4. 莫雷诺展示自己的方式有时会冒犯到他人。他是一个有魅力的人，但有时也会感觉到他的狂妄自大。他演讲的时候通常在许多人看来是激动人心动的，但也有人认为他不专业，"简直无聊，无关主题或者'疯疯癫癫'的"。

5. 虽然莫雷诺有着一个"真正的疗愈者"的特质，他有时也会变得"小气、神经质、自大、反复无常、控制欲太强，并且相当自恋"。与莫雷诺合作并不容易，并且很少有第二次。似乎虽然他影响了许多人，他的学生们也十分尊敬和仰慕他，但莫雷诺没有几个知心好友，并且"交往之后人们学会了与他保持距离"。

6. 莫雷诺决定控制他的思想的传播，这反而事与愿违，不仅使他的思想无法被理解，还导致了传统心理剧被孤立。

虽然其中的许多阻碍至少有部分已经被克服了，但它的后遗效应仍然阻碍着心理剧的实践逐渐在世界上寻找自己的立足之地。哲卡·莫雷诺乐观地认为莫雷诺的时代会再次到来。黑尔兄弟（1996：vii）写道："有段时间，社会学家们转向倾听'莫雷诺的'声音，后来他被时代所淹没。我相信他会被重新发现的。"

布莱特尼夫妇（1988：41-42）是这样赞颂莫雷诺和哲卡的：

> 经历了这么多的困难，正是因为莫雷诺的勇气、坚持和眼光，他的方法才能流传至今。这很大程度上归功于他的妻子——哲卡，是她纠正了莫雷诺的许多错误并一直拥护他的作品，无论是在他生前还是去世后……
>
> 莫雷诺的思想能够启迪众多领域的专家，主要原因在于它们从根本上说是有效、有力和有意义的，现在比原来更是如此。

这点是毋庸置疑的，但光凭伟大的思想是不够的，心理剧需要有效地展现出来并得到认可，只有这样才能克服布莱特尼夫妇所描述的抵制所引起的偏见。正如他们写道（1988：42）：

> 要让一套系统被接受……只有先进的思想和有效的技巧是不够的，还需要被确立为是在理论上清楚连贯，专业上享负盛名，

科学上证明有效。不然，它仅仅会被视为一个"骗人的把戏"。

对心理剧的批判

心理剧作为心理疗法本身就很容易受到批判，但对它的批判远远超过一般的心理疗法。其中一些是在以上列出的抵制因素之外的。许多批判围绕在它的方法是表演而不是文字，尤其担心这会促使人们陷入到过去的情感中，把它与现实混淆，造成混乱和不安。黑尔兄弟（1996：89-91）引用了布莱特尼在1968年列出的人们普遍对心理剧持有的保留意见，并逐一反驳。

1. 担心心理剧中的表演有**发泄**的意思。

反驳："发泄"一般被看作是对治疗不利的精神释放，这种行为只是重复无意识的场景，忽视了伴随着情感的记忆。在心理剧中，这种记忆不仅仅是用言语说出来，而是通过表演来表达的，犹如一种自由联想。此外，表演是在团体治疗的背景下发生的，受到主角自我的观察以及分析的影响。

2. 担心表演会让人过度**焦虑**，从而**突发精神异常**或暴力行为。

反驳：谈话治疗法也一样，问题不在于是否会产生焦虑，而在于如何精心安排治疗的基本过程。引导焦虑的方法是把控好时间，坚持处理策略。此外，一个团结自信的团体可以使一个害怕自己情绪失控的主角感到放心。

3. 心理剧似乎**不自然**。

反驳：所有的治疗方法都不同于病人每天的日常生活。心理治疗帮助病人以新的视角重新体验生活和交际。虽然病人可能会更熟悉谈话治疗法，毕竟它是心理分析的传统方法，但只要体验过了心理剧，表演、情感和想象的丰富多彩也就显而易见了。

4. 担心心理剧中有太多**指令**。

反驳：让主角尝试某些活动的指令不同于强加一个调查重点或去解读病人。心理剧导演充分尊重主角对探索场景的选择，即使是在最结构化的心理剧中。

5. 在解决团体矛盾时，**谈话疗法**比表演更有用。

反驳：出现交际困难的团体可能不会用言语交流来解决团体内法冲突。往往只有在表演中的共同经历能把所有人的感情维系在一起，才能化解人们不同的期望和态度。

6. 认为表演技巧这是**噱头**，"技巧"的使用与和病人建立"真诚的关系"之间是矛盾的。

反驳：如果以公开透明的方式运用技巧，用得明明白白，有时间限制，并且是运用在表演上而不是用在治疗关系上，那么这个治疗师就不会显得不真诚或暧昧不清。

7. 如果一个人只看过由训练不合格的导演做的心理剧，会认为心理剧对观众来说很无聊，对主角来说更是一种尴尬和灾难。对这种说法持保留意见。

反驳：这个问题出在导演身上而不是心理剧。导演应该适当运用热身，通常需要大量的运动。导演不应该为主角分配他们不熟悉或感情太过丰富的角色。导演应该通过"分享"和其他方法，确保团体中相互友爱的氛围。不然一个不合时宜的解释会使主角失去自尊而感到沮丧。

8. 认为**角色的使用是人为的**，扮演角色会显得虚伪或像玩游戏。

反驳：角色的概念和人的内涵是一致的，都是一个复杂的、自发性的并且能充分发挥自我潜力的存在。

9. 怀疑**表演会扭曲**主角的内心冲突，使得方法失效。

反驳：同样的评论也可以用在**谈话**治疗法上，因为对历史事件的重塑受制于病人的自我审查。然而，表演包含更多的记忆感知和更多的情感投入，这样反而会使歪曲历史事件的防御手段减少。

10. 该领域缺少可控的实验研究。

反驳：布莱特尼没有反驳；写于 1968 年，他那时候也认为心理剧需要适当的控制结果研究来证明它的有效性。

布莱特尼三十年前列出的这份负面清单，至今仍然未有大的改观。今天仍有很多人担心心理剧会引发悲痛情绪，甚至会达到危险的程度。也许人们会本能地想到，把表演用作改变自我的工具会触犯到一些不能在公共场合表露情感的文化禁忌。从我的经验来看，真正观看过心理剧的人，即使一开始会抱着怀疑的态度，但看后都会有所改变，认为由训练有素的、技巧娴熟的心理剧治疗师来操控心理剧是安全的。黑尔兄弟（1996：91-93）列举了一些支持心理剧安全性的证据。这些证据表明心理剧不会导致神经质行为的发生，"脆弱的"客户在一位有能力的治疗师手上是相对安全的。虽然确实会发生情绪失控的现象，这是可以被容纳的，没有不良影响，同时这还赋予了治疗介入的机会。他们引用的其他证据表明合格的训练对心理剧的安全操作至关重要。

心理剧不是治疗所有人类疾病的灵丹妙药。从事实证据上看，我们知道在不同环境下的各类人都能从心理剧中受益，前提是执业医师经受过良好的训练，专业能力强。我们也知道它的方法作用很大，但不是每个人都适合这些方法——它们的使用需要充分的临床诊断，以及导演对主角的深入了解。考虑到这些条件，对于许多关于心理剧的批判就可以给出回答了，但有一些仍然无法回答。

跟心理治疗的许多方法一样，心理剧会因为对其效度的研究有限而受到批判。就其目前的研究成果，人们还很难揭示心理剧技巧的"工作原理"，很难回答成功的心理剧需要治疗师拥有怎样的特质、心理剧应该怎样呈现、心理剧对哪些人不合适以及客户们重视的是什么等问题。所有这些问题的回答都直接关系到心理剧在职业领域和公共部门的地位，心理剧治疗师只有多在主流专业期刊上发表他们的工作成果，才能赢得职业信用。只有当人们认为心理剧对心理治疗实践的贡献巨大，并有它自己的独到之处，才会被客户所重视，其他专家才会考虑推荐人们去做心理剧治疗，从而提升心理剧的地位，吸引更多的客户和学生参与心理剧训练。

附录 1　心理剧术语表

表演欲（Act hunger）：一种有意识或无意识的，通过表演来表达紧张情绪的需求。

观众（Audience）：指所有不像主角、辅角或导演一样直接参与表演的团体成员。

辅角或辅角人格（Auxiliary or Auxiliary ego）：（通常是）被主角选中在心理剧表演中扮演角色的团体成员。

创造性（Creativity）：心理剧理论的基础之一（另一个是自发性）。有创造性是指积极地对新环境作出反应。创造性是人类固有的特性，但有时会被阻碍。心理剧就是清除这些阻碍的一个方法。

联合治疗 / 联合治疗师（Co-therapy/co-therapist）：当两个治疗师平等地合作，领导一个团体，他们就被称为联合治疗师。有时"联合治疗师"指治疗团队中较年轻的一个成员，另一位则被称为"治疗师"，但这种用法渐渐不常用了。

导演（Director）：与主角合作来引导心理剧的过程。简单来说，就是团体的领导者。

替身技术 / 替身（Doubling/Double）：当另外一名团体成员加入主角，摆成主角们的姿势，要为主角代言，他们被称作替身。替身有两种类型：永久性替身起到一个辅助的作用，可能在整场表演中都陪伴在主角身边；自发性替身来自于观众，在导演和主角的同意下，暂时进入场景，用主角的口吻说话，根据自己的理解表达主角无法表达出来的东西。

表演（Enaction）：心理剧的一个步骤。通常包含一些真实或想象，过去、现在或未来的场景，在这些场景中主角自发地表演出一些关于他们生活的故事。

相遇（Encounter）：人与人之间真实的会面；一个从他人的角度看待自己的过程；真实的社交。在心理剧中，大部分相遇都需要用到角色互换。

镜照（Mirroring）：在这个过程中，主角在剧中的角色被另一人所代替，然后按照主角之前的方式表演和说话，主角在一旁观看。这种"即时回放"能让主角对场景有一个更客观的认识。

审视（Processing）：在心理剧培训团体中，由其他组员对导演以及他们的行为给出批判性评价。这在分享环节之后，通常用时间间隔把它和分享环节清楚地区分开来。

主角（Protagonist）：一部心理剧的焦点人物，用一些方式从团体中选出，来表演他们的某些生活故事。

角色互换（Role reversal）：当主角扮演剧中的"他者"，辅角扮演主角，这个过程就叫作角色互换。

场景设定（Scene-setting）：主角和导演一起用房间里物体（有时候用人）来为即将上演的表演搭建一个实体环境。

分享（Sharing）：心理剧治疗的最后一步，紧接着表演。在分享中，每个团体成员都有机会告诉主角他们与主角共有的经历和感受。

社会原子（Social atom）：一个人最直接的社交网络。最初这个社交网络是从一个人出生开始，并一直影响着他们的一生，也可以用来表示目前在个人身边的"重要他者"。

社会心理咨询（Sociatry）：治疗社会弊病的方法，也就是说，用心理剧和团体治疗法来完善社会结构。

社会剧（Sociodrama）：运用心理剧的技巧探索社会话题。正如心理剧面对的是个人，社会剧面对的是社会群体。

社会测量学（Sociometry）：一种测量人际关系的方法。

自发性（Spontaneity）：伴随创造性产生，心理剧的必要条件之一，对健康的生活也是必不可少的；被莫雷诺定义为对旧场景作出的新的反应，或者对新场景作出适当的（合适的）反应。

舞台（Stage）：心理剧表演的实体环境。它可以是被特别分配或指定的区域，或者由主角用某种方式选定。

附加现实（Surplus reality）：一个心理剧空间的场景，据莫雷诺所言，"从未发生过，以后也不会发生，或者不可能发生"，在有心理和情感需要的时候才会上演。

心电感应（Tele）：简单来说，一种互相移情的方式。一种人与人之间相互喜欢，心意相通的特性。

片段剧（Vignette）：一个简短、集中的心理剧作品，通常只包含一个不具体的场景。

热身（Warm-up）：心理剧的第一步，在这个过程中，团体和治疗师一起促进团体的凝聚力，为探索心理/情感作准备。

附录 2 推荐阅读

莫雷诺（及他的合作者）作品选：

Psychodrama，Volume I（4th edn），Amber，PA：Beacon House，1985.

Psychodrama. Volume II：*Foundations of Psychotherapy*（with Z.T.Moreno），Beacon，NY：Beacon House，1975.

Psychodrama. Volume III：*Action Therapy and Principles of Practice*（with Z.T.Moreno），Beacon，NY：Beacon House，1975.

Who Shall Survive? Foundations of Sociometry, Group Psychotherapy and Sociometry，Beacon，NY：Beacon House，1953.

　　莫雷诺写了五十多部（篇）重要的书籍和文章，其中有他独立著作的，也有与别人合作的，以上四本书可以被视为心理剧的经典著作。它们读起来并不那么简单，但包含了莫雷诺最主要的理论。

关于莫雷诺的书籍

J.L. Moreno（A.P. and J.R.Hare），London：Sage，1996（in the series *Key Figures in Counselling and Psychotherapy*）.

Jacob Levy Moreno 1889–1974：Father of Psychodrama, Sociometry, and Group Psychotherapy（R.F.Marineau），London：Routledge，1989.

英语心理剧书籍精选

Acting–In：Practical Applications of Psychodramatic Methods，3rd edn（A.Blamer），New York：Springer，1996. 这是一本适合学生阅读的心理剧技巧指南，很多更新内容能反映心理剧的最新发展。

Focus on Psychodrama：The Therapeutic Aspects of Psychodrama（P.F.Kellerman），London：Jessica Kingsley，1992. 这本书能教你怎样将心理剧的理论和实践结合起来。

Forbidden Agendas：Strategic Action in Groups（A.Williams），London：Routledge，1991. 这是一本实用的教科书，介绍了基于系统理论和戏剧表演的群体活动的新方法。

Foundations of Psychodrama：History，Theory and Practice（A.Blamer，with A.Blamer），New York：Springer，1988.

它是《走进表演》的姊妹篇，论述了心理剧的历史、哲学、心理学、社会和实践基础。

The Inner World Outside: Object Relations Theory and Psychodrama（P. Holmes），London：Routledge，1992. 作者引入了物体关系理论，通过实践中的案例将它与心理剧联系在一起。

The Passionate Technique: Strategic Psychodrama with Individuals, Families and Groups（A. Williams），London：Routledge，1989. 书中包括心理剧的概述，因而再次提到系统理论和策略疗法。

Psychodrama: Inspiration and Technique（P. Holmes and M. Karp, eds），London：Routledge，1991. 在这本书里心理剧心理治疗师讲述了他们与不同客户群体的合作经历："这本书讲述了如何创造性地运用心理剧方法中的技巧和其他理论，从而跨越不同心理剧疗法之间的界限，包括心理分析的思想。"

Psychodrama Since Moreno: Innovations in Theory and Practice（P. Holmes，M. Karp and M. Watson，eds），London：Routledge，1994. 作者是来自许多国家杰出的心理剧治疗师，书中论述了莫雷诺去世后心理剧所取得的发展。

参考文献

Aronson,M.L.(1991) Integrating Moreno's psychodrama and psychoanalytic group therapy.*Journal of Group Psychotherapy, Psychodrama and Sociometry*,42:199-203.

Badaines, A.(1988) Psychodrama. In J. Rowan and W. Dryden (eds), *Innovative Therapy in Britain*. Milton Keynes: Open University Press.

Bannister, A.(1991) Learning to live again: psychodramatic techniques with sexually abused young people. In P. Holmes and M. Karp (eds) *Psychodrama: Inspiration and Technique*.London: Routledge.

Ben-David,S.(1992) Influence, leadership, and desirability in psychotherapeutic groups. *Journal of Group Psychotherapy, Psychodrama and Sociometry*, 45:17-23.

Blake, R.R. and McCanse, A.A.(1989) The rediscovery of sociometry. *Journal of Group Psychotherapy, Psychodrama and Sociometry*,42(3): 148-165.

Blatner, A.(1971) *Acting-in: Practical Applications of Psychodramatic Methods*. New York: Springer.

Blatner, A.(1997) *Acting-in: Practical Applications of Psychodramatic Methods*, 3rd edn. London: Free Association Books.

Bltner,A.(1995) *Psychodramatic Methods in Psychotherapy*. http://www. mhsource.com/edu/psytimes/p950520.html

Blatner, A.with Blatner,A.(1988) *Foundations of Psychodrama: History, Theory and Practice*, 3rd edn. New York: Springer.

Bloch,S.(1988) Research in group psychotherapy.In M.Aveline

and W.Dryden (eds),*Group Therapy in Britain.*Milton Keynes: Open University Press.

Boal, A.(1979) *Theatre of the Oppressed.*London: Pluto.

Bohart,A.C.(1996) Experiencing,knowing,and change.In R.Hutterer,G. Pawlowsky, P. F. Schmid and R. Stipsits (eds),*Client-Centered and Experiential Psychotherapy: a Paradigm in Motion.*Frankfurt-am-Main: Peter Lang.

Bradbury, S. (1995a) That illusory hotbed of change.*Journal of the British Psychodrama Association,*10 (2): 13-24.

Bradbury, S.(1995b) What does psychodrama do? Using the repertory grid to measure change. *British Journal of Psychodrama and Sociodrama,* 10 (1):19-26.

Bustos, D.M. (1994) Wings and roots. In P. Holmes, M. Karp and M. Watson (eds),*Psychodrama since Moreno: Innovations in Theory and Practice.* London:Routledge.

Carison-Sabelli, L.,Sabelli, H.and Hale, A.E. (1994) Sociometry and sociodynamics.In P. Holmes, M. Karp and M. Watson (eds),*Psychodrama since Moreno: Innovations in Theory and Practice.* London: Routledge.

Casson, J. (1997a) The therapeusis of the audience. In S. Jennings (ed.),*Dramatherapy Theory and Practice,*Volume 3. London: Routledge.

Casson, J. (1997b) Psychodrama and Individual psychotherapy. *British Journal of Psychodrama and Sociodrama,* 12 (1 & 2): 3-20.

Clayton, G.M. (1988) Psychodrama in Australia and New Zealand. *Journal of Group Psychotherapy, Psychodrama and Sociometry,*41 (2): 63-76.

Coombes, S. (1991) Trusting the method.*Journal of the British Psychodrama Association,*6 (2): 19-47.

Corey, G. (1994) *Theory and Practice of Group Counselling,* 4th edn. Pacific Grove,CA: Brooks-Cole.

Corti, P. and Casson, J. (1990) Dramatherapy into psychodrama: an account of a therapy group for women survivors of sexual abuse.

Journal of the British Psychodrama Association,5 (2): 37-53.

Costa, J. and Walsh, S. (1991) A psychodrama group for professional clinicians.*Journal of the British Psychodrama Association*,6 (1): 24-37.

Drew, N. (1993) Re-enactment interviewing: a methodology for phenomenological research.*IMAGE: Journal of Nursing Scholarship*,25 (4): 345-351.

Fox, J. (1995) *Acts of Service: Spontaneity, Commitment, Tradition in the Nonscripted Theater.* New Paltz, NY: Tusitala.

Goble, J. (1990) Didactic psychodrama and sociodrama.*Nurse Education Today*,10: 457-464.

Hare, A. P. and Hare, J.R. (1996) *J.L. Moreno.*London: Sage.

Hare, J.R.(1988) Psychodrama in Israel.*Journal of Group Psychotherapy, Psychodrama and Sociometry*,41 (2): 51-58.

Hawkins, P. (1988) A phenomenological psychodrama workshop. In P. Reason (ed.),*Human Inquiry in Action: Developments in New Paradigm Research.*London:Sage.

Holmes, P. (1991) Classical psychodrama: an overview. In P. Holmes and M. Karp (eds),*Psychodrama: Inspiration and Technique.*London: Routledge.

Holmes, P.(1992) *The Inner World Outside: Object Relations Theory and Psychodrama.*London: Routledge.

Holmes, P. (1995) How I assess for psychodrama groups or Would you like a cup of tea? In C. Mace (ed.),*The Art and Science of Assessment in Psychotherapy.*London: Routledge.

Honig, A. M. (1991) Psychotherapy with command hallucinations In chronic schizophreula: the use of action techniques within a surrogate family setting. *Journal of Group Psychotherapy, Psychodrama and Sociometry*,44 (1): 3-18.

Jay, S. (1992) Eating feelings: working with women who have bulimia *Journal of the British Psychodrama Association*,7 (2): 5-18.

Jefferies, J. (1991) What we are doing here is defusing bombs. In P. Holmes and M. Karp (eds),*Psychodrama: Inspiration and Technique.* London: Routledge.

Jones, P. (1996) *Drama as Therapy: Theatre as Living.*London: Routledge.

Kane, R. (1992) The potential abuses, limitations and negative effects of classical psychodramatic techniques in group counselling.*Journal of the British Psychodrama Association, 7 (2): 39-48* (Reprinted from the *Journal of Group Psychotherapy, Psychodrama and Sociometry,* 44 (2): 181-189).

Karp, M. (1988) Psychodrama in Britain: prophecy and legacy. *Journal of Group Psychotherapy, Psychodrama and Sociometry,*41 (2): 45-50.

Karp, M. (1991) Psychodrama and piccalilli: residential treatment of a sexually abused adult. In P. Holmes and M. Karp (eds),*Psychodrama:Inspiration and Technique.*London: Routledge.

Karp, M. (1994) The river of freedom. In P. Holmes, M. Karp and M. Watson (eds),*Psychodrama since Moreno: Innovations in Theory and Practice.* London: Routledge.

Karp, M. (1995) An introduction to psychodrama. *Counselling,* 6 (4): 294-298.

Kellerman, P. F. (1985) Participants' perception of therapeutic factors in psychodrama. *Group Psychotherapy, Psychodrama and Sociometry,* 38: 123-132.

Kellerman, P. F. (1987a) A proposed definition of psychodrama.*Journal of Group Psychotherapy, Psychodrama and Sociometry,* 40 (2): 76-80.

Kellerman, P. F. (1987b) Psychodrama participants' perception of therapeutic factors. *Small Group Behavior,* 18: 408-419.

Kellerman, P. F. (1992) *Focus on Psychodrama: the Therapeutic Aspects of Psychodrama.*London: Jessica Kingsley.

Langley, D. (1994) The professional psychodrama psychotherapist. *British Journal of Psychodrama and Sociodrama,*9 (1): 5-17.

Luxmore, N. (1995) Vignettes.*British Journal of Psychodrama and*

*Sociodrama,*10 (2): 5-17.

Marineau, R. F. (1989) *Jacob Levy Moreno 1889-1974: Father of Psychodrama, Sociodrama and Group Psychotherapy.*London: Tavistock/Routledge.

Marineau, R. F. (1994) The cradles of Moreno's contributions. In P. Holmes, M. Karp and M. Watson (eds),*Psychodrama since Moreno: Innovations in Theory and Practice.* London: Routledge.

McLeod, J. (1994) *Doing Counselling Research.*London: Sage.

Mearns, D. and Thorne, B. (1988) *Person-Centred Counselling in Action.* London:Sage.

Mendelson, P. (1989) The sociometric vision.*Journal of Group Psychotherapy, Psychodrama and Sociometry,*42 (3): 138-147.

Moreno, J.D. (1994) Psychodramatic moral philosophy and ethics. In P. Holmes, M. Karp and M. Watson (eds),*Psychodrama since Moreno: Innovations in Theory and Practice.*London: Routledge.

Moreno, J.L. (1953) *Who Shall Survive?*New York: Beacon House.

Moreno, J.L. (1968) The validity of psychodrama.*Group Psychotherapy,*21: 3.

Moreno, J.L. (1985) *Psychodrama,*Volume 1, 4th edn. Ambler, PA: Beacon House.

Moreno, J.L. and Moreno, Z.T. (1975) *Psychodrama*, Volume III :*Action Therapy and Principles of Practice.* Beacon, NY: Beacon House.

Moreno, Z.T. (1989) Psychodrama, role theory, and the concept of the social atom.*Journal of Group Psychotherapy, Psychodrama and Sociometry,* 42 (3):178-187.

Nolte, J. (1989) Remembering J.L. Moreno.*Journal of Group Psychotherapy, Psychodrama and Sociodrama,*42 (3): 129-137.

Orlinsky, D.E. and Howard, K.I. (1978) The relation of process to outcome in psychotherapy. In S.L. Garfield and A.E. Bergin (eds), *Handbook of Psychotherapy and Behaviour Change: an Empirical Analysis,* 2nd edn. New York: Wiley.

Özbay, H., Göka, E., Öztürk, E., Güngör, S. and Hincal, G. (1993)

Therapeutic factors in an adolescent psychodrama group. *Journal of Group Psychotherapy, Psychodrama and Sociometry*, 46 (1): 3-11.

Pitzele, M.S. (1992) Moreno's chorus: the audience in psychodrama. *Journal of the British Psychodrama Association*, 7 (1): 5-8 (Reprinted from *Group Psychother-apy and Psychodrama*, 33, 1980).

Reason, P. and Rowan, J. (1981) *Human Inquiry: a Sourcebook of New Paradigm Research*. Chichester: Wiley.

Rogers, C.R. (1957) The necessary and sufficient of therapeutic personality change. *Journal of Consulting Psychology*, 21: 95-103.

Rogers, C.R. (1970) *Carl Rogers on Encounter Groups*. New York: Harper and Row.

Ruscombe-King, G. (1991) Hide and seek: the psychodramatist and the alcoholic. In P. Holmes and M. Karp (eds), *Psychodrama: Inspiration and Technique*. London: Routledge.

Rustin, T.A. and Olsson, P.A. (1993) Sobriety shop-a variation on magic shop for addiction treatment patients. *Journal of Group Psychotherapy, Psychodrama and Sociometry*, 46 (1): 12-22.

Sacks, J.M., Bilaniuk, M.-T. and Gendron, J.M. (1995) *Bibliography of Psychodrama*. New York: Psychodrama Center of New York.

Schutzenberger, A.A. (1991) The drama of the seriously ill patient: fifteen years' experience of psychodrama and cancer. In P. Holmes and M. Karp (eds),*Psychodrama Inspiration and Technique*. London: Routledge.

Sprague, K. (1991) Everybody's a somebody: action methods for young people with severe learning-difficulties. In P. Holmes and M. Karp (eds), *Psychodrama: Inspiration and Technique*. London: Routledge.

Sprague, K. (1994) Stepping into the cosmos with our feet on the ground. In P. Holmes, M. Karp and M. Watson (eds), *Psychodrama since Moreno: Innovations in Theory and Practice*. London: Routledge.

Stallone, T.M. (1993) The effects of psychodrama on inmates within a structured residential behavior modification program. *Journal of Group Psychotherapy, Psychodrama and Sociometry*, 46 (1): 24-31.

Stein, M.B. and Callahan, M.L. (1982) The use of psychodrama in individual psychotherapy. *Journal of Group Psychotherapy, Psychodrama and Sociometry*, 35 (3): 118-129.

Tantum, D. (1995) Why assess? In C. Mace (ed.), *The Art and Science of Assessment in Psychotherapy*. London: Routledge,

Torres, A.R. (1998) Some remarks on psychodrama research. At http:/members.tripod.com/~portaroma/psychodrama.html

VanderMay, J. and Peake, T. (1980) Psychodrama as a psychotherapy supervision technique. *Group Psychotherapy, Psychodrama and Sociometry*, 33 (1): 25-32.

Wilkins, P. (1993) Psychodrama: a vehicle for self-integration. *Journal of the British Psychodrama Association*, 8 (1): 5-17.

Wilkins, P. (1994a) Can psychodrama be 'person-centred'? *Person Centred Practice* 2 (2): 14-18.

Wilkins, P. (1994b) The person centred approach to psychodrama. *British Journal of Psychodrama and Sociodrama*, 9 (2): 37-48.

Wilkins, P. (1995) A creative therapies model for the group supervision of counsellors. *British Journal of Guidance and Counselling*, 23 (2): 245-257.

Wilkins, P. (1997a) Psychodrama and research. *British Journal of Psychodrama and Sociodrama*, 12 (1 & 2): 44-61.

Wilkins, P. (1997b) *Personal and Professional Development for Counsellors*. London: Sage.

Williams, A. (1989) *The Passionate Technique: Strategic Psychodrama with Individuals, Families, and Groups*. London: Routledge.

Williams, A. (1991) *Forbidden Agendas: Strategic Action in Groups*. London: Routledge.

图书在版编目（CIP）数据

心理剧疗法/（英）保罗·威尔金斯
（Paul Wilkins）著；余渭深译. —重庆：重庆大学出
版社，2016.9（2025.5重印）
（创造性治疗系列）
书名原文：PSYCHODRAMA
ISBN 978-7-5689-0158-1

Ⅰ.①心… Ⅱ.①保… ②余… Ⅲ.①艺术—应用—
精神疗法 Ⅳ.①R749.055

中国版本图书馆CIP数据核字（2016）第223854号

心理剧疗法
XINLIJU LIAOFA
（英）保罗·威尔金斯 著

余渭深 译

鹿鸣心理策划人：王 斌
策划编辑：温亚男
责任编辑：温亚男
责任校对：贾 梅
责任印制：赵 晟

重庆大学出版社出版发行
出版人：陈晓阳
社址：（401331）重庆市沙坪坝区大学城西路21号
网址：http://www.cqup.com.cn
重庆升光电力印务有限公司印刷

开本：890mm×1240mm 1/32 印张：6.875 字数：125千
2016年10月第1版 2025年5月第5次印刷
ISBN 978-7-5689-0158-1 定价：52.00元

版贸核渝字（2014）第 183 号